Hausaufgaben für Patienten

Herausgegeben von
Jürgen Buchbauer

Bibliografische Information der Deutschen Nationalbibliothek
Die Deutsche Nationalbibliothek verzeichnet diese Publikation in der Deutschen Nationalbibliografie; detaillierte bibliografische Daten sind im Internet über http://dnb.d-nb.de abrufbar.

Widmung
Für Linda und Vinzenz! (Harald Jansenberger)
Für Peter und alle Betroffenen! (Johanna Mairhofer)

Danksagung
Wir möchten an dieser Stelle besonders Frau Edith Lauber danken, die uns wieder als Fotomodell zur Verfügung gestanden ist. Danke sagen möchten wir unserem Fotografen, Herrn Roland Hofer, der viel Zeit und Geduld für das Erstellen und Bearbeiten der Fotos aufgebracht hat. Bei der Firma Holz Hörz pedalo® (Entwicklung, Herstellung und Vertrieb von Koordinationsprodukten für Spiel, Sport und Therapie) und der Firma Baar Orthopädietechnik GmbH bedanken wir uns besonders. Für die gute Zusammenarbeit mit der Firma Reha Service, Gallneukirchen möchten wir uns auch ganz herzlich vor allem bei Herrn Peter Neumüller bedanken, der uns die Fotos der verschiedenen Hilfsmittel bereitgestellt hat. Auch möchten wir der Firma Vitility an dieser Stelle einen Dank aussprechen. Herzlichen Dank auch an das Team vom Hofmann Verlag!

Im Text haben wir die männliche Form zur leichteren Lesbarkeit gewählt.

Bestellnummer 1431

Titelfoto: Roland Hofer

Fotos: S. 15–82 Roland Hofer; S. 86 (Rollstuhl), 89 (Badewannenlift), 91, 93 (oben) Firma Reha Service; S. 86 (Rollator), 87 (Stock, Schuhe), 88, 89 (unten), 90, 91 (Rückenwaschhilfe), 92, 93 (kleine Hilfsmittel), 94 (oben) Firma Vitility; S. 94 (unten) Samariterbund; S. 95 Firma Baar.

Erschienen als Band 3 der Buchreihe „Hausaufgaben für Patienten"

Druck und Verarbeitung: Media-Print Informationstechnologie GmbH, Paderborn
Printed in Germany · ISBN 978-3-7780-1431-8

Inhaltsverzeichnis

Vorwort des Herausgebers

Die Buchreihe „Hausaufgaben für Patienten" richtet sich an die Betroffenen und deren Angehörige. Im vorliegenden Band handelt es sich um „Hausaufgaben für Patienten mit Parkinson".

Die Autoren Harald Jansenberger und Johanna Mairhofer, ausgewiesene Experten auf den Gebieten der Neurologischen Rehabilitation und Sturzprävention, geben hilfreiche Tipps und Hinweise wie man mit dem Krankheitsbild des M. Parkinson umgehen kann. Wie die Autoren bereits im Band 2 „Hausaufgaben für sturzgefährdete Patienten" vorgestellt haben, geben sie auch hier wieder wertvolle Anregungen und Anleitungen zur praktischen Umsetzung. Es werden alle Elemente der Vorgehensweise ausführlich beschrieben und erleichtern dadurch die Anwendung zu Hause. Der Aufbau der Umsetzung ist methodisch und didaktisch auf dem aktuellen Stand der Wissenschaft. Dabei ist zu beachten, dass der Kenntnisstand immer im Wandel der medizinischen Forschung ist.

Im Zusammenhang des Krankheitsbildes Parkinson ist anzumerken, dass der Betroffene auch sturzgefährdet ist, demnach bietet der vorherige Band der Autoren weitere tiefe Einblicke, um den Alltag und seinen Tücken zu meistern.

Wie der Patient an sich selbst feststellen kann, hat der M. Parkinson die Form der sogenannten schleichenden Krankheit, die sich über Jahre entwickelt. Aber genau bei den auftretenden Frühsymptomen, deren Veränderungen meistens zuerst der Umgebung auffällt, sollte bereits mit dem Üben begonnen werden. Allerdings nicht ohne vorhergehende gesicherte ärztliche Diagnostik! Denn, durch den Untergang der Dopamin-produzierenden Zellen im Gehirn gilt es, Dopamin zuzuführen oder eben den Abbau desselben zu bremsen. Der zentrale Botenstoff (= Neurotransmitter) Dopamin steuert die Feinabstimmung der Bewegung und Koordination. Das bedeutet, Üben ohne vorhergehende medikamentöse Einstellung durch den behandelnden Facharzt, bringt demnach nur halb soviel und ist auch nicht zu empfehlen!

Wir haben, um das „Klassische Vollbild des Krankheitsbildes" und deren häufigste Fragen beantworten zu können, die Neurologin Frau Dr. med. Gertrud Krauter um ein Interview für diesen Band, gebeten. Vielen Dank auch dazu. Das Interview stellen wir auf den Seiten 7–10 vor. Dem Leser soll es eine Erleichterung sein, mit diesem Kenntnisstand den weiteren Inhalt des Bandes besser zu verstehen, um die Anleitungen und Hinweise umsetzen zu können. Im Kapitel Ausdauer erfährt der Leser vom Internisten Dr. med. Hartwig Bailer, dass es hilft krankheitsbedingte Symptome zu lindern und zu verbessern. Beachtet haben die Autoren auch den Bereich der Hilfsmittel und häuslichen Optimierung. Dazu kommt der Hinweis welche Bedeutung Musik für den Betroffenen haben kann. Im Anhang finden sich weitere Informationen von Adressen und Verbänden rund um den M. Parkinson.

Ich wünsche dem Betroffenen eine erfolgreiche Umsetzung der im Buch gezeigten Übungen und Anregungen. Das geht aber nur, wenn sie dies kontinuierlich und regelmäßig tun. Ein Training sollte so selbstverständlich sein, wie das alltägliche Essen und Trinken. Beginnen Sie am besten sofort damit. Dazu wünsche ich dem Leser viel Erfolg und Energie.

Jürgen Buchbauer
Sportlehrer und Physiotherapeut

1 Morbus Parkinson – Häufig gestellte Fragen

Dr. Gertrud Krauter (Neurologin)

Wie sind die ersten Symptome?

Die Krankheit entwickelt sich schleichend über Jahre. Meistens fallen die ersten Veränderungen eher der Umgebung auf. Die Symptome können auch sehr variabel auftreten. Auftretende Frühsymptome sind:

- Verlangsamung von Bewegungen, Veränderung des Gangbildes – einseitige fehlende Armpendelbewegung, Nachschleifen eines Beines, Unsicherheit vor allem bei Richtungswechsel, der Oberkörper wird nach vorne geneigt
- Gedrückte Stimmungslage bis hin zur Depression, „verlangsamtes Denken", der Antrieb kann reduziert sein (geistig ist jedoch keine Einschränkung vorhanden!)
- Einseitiges Zittern z. B. des Armes in Ruhe
- Veränderung des Schriftbildes – immer kleiner
- Die Sprache wird monoton, leiser, undeutlicher
- Veränderung des Gesichtsausdruckes – Mimik ist reduziert
- Zunehmende Steifigkeit, Schmerzen eher diffus muskulär
- Verminderte Geruchsempfindung

Das Klassische Vollbild äußert sich durch

- Akinesie – zunehmende Bewegungsarmut, kann alle motorischen Aktivitäten betreffen; Maximalvariante: Freezing – „einfrieren" in einer Bewegung
- Rigor – Steifigkeit, Beginn häufig im Schulter-Nackenbereich
- Tremor – einseitiges Zittern in Ruhe, nicht willentlich unterdrückbar
- Posturale Instabilität – Stand- und Gangunsicherheit

Welche Symptome sind im Alltag besonders problematisch?

Da die Symptome in unterschiedlicher Ausprägung vorkommen, werden die Auswirkungen im Alltag individuell unterschiedlich empfunden.

Motorische Einschränkungen bewirken, dass Alltagsaktivitäten viel mehr Zeit und Kraft kosten. Aufstehen, Niedersetzen, Gehen wird zur Herausforderung. Das kann zu vermehrtem Rückzug führen, verminderter Nahrungszufuhr, weniger Trinken (dadurch geringerer Harndrang). Durch die zunehmende Inaktivität steigt auch die Steifigkeit und der Teufelskreis ist entstanden.

- Verminderte Gleichgewichtsreaktionen bedingen zusätzlich eine erhöhte Sturzgefährdung.
- Schmerzen durch die Steifigkeit, Missempfindungen, eingeschränkte Gelenksbeweglichkeit erschweren den Alltag.
- Stimmungstiefs bis hin zu Depression, Antriebsminderung, verlangsamtes Reden, verminderte Flexibilität erschweren die Kommunikation, das Miteinander-Leben.
- Vegetative Symptome wie z. B. gestörtes Temperaturempfinden, Schwitzen, Verstopfung, Blasenentleerungsstörung bis zur Inkontinenz, Blutdruckschwankungen – bis hin zur Kollapsneigung beim raschen Aufstehen, vermehrter Speichelfluss bereiten zusätzlich Probleme.

Welche medikamentösen Therapien gibt es?

Durch den Untergang der Dopamin-produzierenden Zellen im Gehirn gilt es Dopamin zuzuführen bzw. den Abbau von Dopamin im Gehirn zu bremsen. Dopamin ist einer der zentralen Botenstoffe (= Neurotransmitter) und zuständig für die Bewegungskoordination und Feinabstimmung.
Die Therapie erfolgt abhängig von Symptomausprägung, Alter, Begleiterkrankungen, Lebensumständen und ist stets individuell anzupassen.
Im fortgeschrittenen Stadium wird zunehmend mit Kombinationen von Medikamenten gearbeitet.

Was tun, wenn Medikamente zu wenig helfen?

Operative Verfahren: Neurochirurgische Interventionen im Sinne einer tiefen Hirnstimulation. – Hier werden gezielt Elektroden in bestimmte Zentren implantiert je nach Symptomatik. Dies stellt eine Möglichkeit bei Tremor (Zittern), Akinesie (Bewegungslosigkeit) oder überschießenden Bewegungen dar.

Welche anderen Therapieformen sind sinnvoll?

Bleiben Sie in Bewegung! Verschiedene Therapieansätze können Ihnen helfen:

- Physiotherapie – Erhalt der motorischen Fähigkeiten
- Ergotherapie – Erhalt der Alltagsaktivitäten, Hilfsmittelversorgung
- Logopädie – Erhalt eines verständlichen Sprechens, Lösen von Verkrampfungen, Schluckstrategien und -training
- Regelmäßige sportliche Betätigung, Sturzpräventionstraining
- Gedächtnistraining, psychologische Unterstützung
- Physikalische Maßnahmen wie Massagen, Wärmepackungen, u. Ä.
- Ernährungsberatung

Welche Formen von Bewegung sind sinnvoll, welche nicht?

Regelmäßige Bewegung ohne Überanstrengung und Zeitdruck! Achten Sie auf Ihre körperlichen Fähigkeiten, und nehmen Sie Pausen! Finden Sie Bewegungsformen, die Ihnen Spaß machen!

Empfehlenswert sind

Nordic Walking, Spazieren gehen, Wandern, Ergometer (Standfahrrad), Schwimmen, Gymnastik, Taiji, Gigong, dosiertes Ganzkörperkrafttraining unter Anleitung und Cardiotraining an den Erkrankungsgrad angepasst, Wassergymnastik, Tanzen, therapeutisches Klettern, ...

Weniger empfehlenswert sind:

- Bewegungsformen unter Zeit- und Leistungsdruck (NICHT mit der Stoppuhr in der Hand!)
- Exzessives Krafttraining
- Abrupte Wechsel zwischen Stehen und Laufen z. B. Tennis
- Sportarten, bei denen ein „Einfrieren" gefährlich ist

Was würden Sie Betroffenen und ihren Angehörigen raten?

- Suchen Sie sich eine/n Neurologen/in, wo Sie sich gut aufgehoben fühlen und dem Sie vertrauen.
- Führen Sie ein Tagebuch über Ihre On/OFF-Phase. Das hilft Ihrem Arzt bei der Einstellung der Medikation.
- Fragen Sie als Angehöriger auch nach, wenn Beobachtungen unklar sind (Schluckprobleme, Gedächtnis, Stimmung, Sexualität, Halluzinationen ...).
- Regelmäßige Verlaufskontrollen sind sinnvoll um frühzeitige Probleme abfangen zu können.
- Kontakt zu Selbsthilfegruppen.
- Gemeinsame sportliche Betätigungen.
- Nach Phasen von Untätigkeit/anderen Erkrankungen intensive Therapieblöcke durchführen oder ambulante/stationäre Rehabilitationsaufenthalte.

Wohin können sich Betroffene und ihre Angehörigen wenden?

- Niedergelassene Neurologen/in
- Spezialambulanzen – meist an neurologische Abteilungen angegliedert
- Selbsthilfegruppen

2 Grundsätzliche Hinweise zum Training bei Parkinson

Harald Jansenberger

Morbus Parkinson ist eine chronisch progrediente Erkrankung, die durch körperliche Aktivität mit gelindert wird. Neben der Linderungsmöglichkeit besteht vorbeugend durch körperliche Aktivität vor allem für körperlich aktive Männer ein geringeres Erkrankungsrisiko (–60%) (vgl. Chen, 2005) im Vergleich mit inaktiven Personen. Allerdings muss das Bewegen an den aktuellen Zustand und die Schwere der Erkrankung angepasst werden. Es ergeben sich aber unabhängig vom Erkrankungsgrad Verbesserungen in der Lebensqualität (vgl. Yousefi et al., 2009).

Das Training der Gehfähigkeit ist von großer Wichtigkeit (siehe Tabelle 1).

Tabelle 1: Veränderungen des Gangbilds bei Parkinson

Verändertes Gangbild bei Morbus Parkinson
▸ Vorgebeugte Rumpfhaltung
▸ Haltungsstabilität ist deutlich reduziert
▸ Das Mitschwingen der Arme ist reduziert
▸ Die Arme sind leicht flektiert
▸ Das Bewegungsausmaß sind generell reduziert
▸ Knie- und Hüftgelenk sind während des Gehens flektiert
▸ Die Schritte sind von variabler Schrittlänge
▸ Die Schrittfrequenz ist normal
▸ Die Schritthöhe ist reduziert, die Füße schleifen über den Boden
▸ Bei Umgehung oder Wendung werden mehrere Schritte benötigt
▸ „Freezing": Unwillkürliche Blockade beim Start oder während der Bewegung, häufig bei Hindernissen oder Engstellen zu beobachten. Man unterscheidet „on"- und „off"-Freezing.
▸ „Festination": Plötzlich beschleunigt Schrittfolge mit immer kleiner werdenden Schritten und folgendem Sturz.

Aufgrund der positiven Effekte, die durch Bewegung möglich sind, sollten Sie jedenfalls regelmäßig und dauerhaft Ihre Übungen durchführen. Die alltagsorientierten Bewegungsübungen zielen dabei darauf ab, krankheitsbedingte Einschränkungen zu vermindern und somit dem Alltag mehr Lebensqualität zu geben. Einen besonders wichtigen Teil nimmt das ROM (= Range of motion) Training ein. Aufgrund der krankheitsbedingten Verringerung des Bewegungsausmaßes (ROM) ist es wichtig den Bewegungsausschlag wieder zu erhöhen. Dies erfolgt mittels der spezifischen Übungen aus dem zugehörigen Kapitel.

Tabelle 2: Training bei Morbus Parkinson (vgl. Reuther & Engelhardt, 2007; Hackney, 2008; modifiziert nach: Hoehn-und-Yahr-Skala (vgl. van den Berg, 2008))

Stadium		Geeignete Sportarten
I	Unilaterale Symptome	Alle Sportarten empfohlen. Ausnahme: Hochgeschwindigkeit Empfehlenswert: Tai Chi
I–II	Unilaterale Symptome und axiale Beteiligung	
II	Beidseitige Erkrankung, Gangeinschränkungen, Haltungskontrolle unbeeinträchtigt	
II–III	Beidseitige Symptome, Gang und Haltekontrolle behindert	Ausdauertraining (low impact) Krafttraining (50% der Maximalkraft) Tai Chi Gleichgewicht und Koordinationstraining
III	Körperliche Bewegungen stark verschlechtert, Haltung gestört, Verlust posturaler Reflexe	
IV	Starke Behinderung, kann noch ohne Hilfe gehen oder stehen	Ausdauertrainingsformen mit milder Intensität und Verletzungswahrscheinlichkeit Krafttraining (Muskelfunktion) Tai Chi Gleichgewicht und Koordinationstraining
V	Auf den Rollstuhl angewiesen oder bettlägerig	Krankengymnastik und passive Mobilisation, Kontrakturenprophylaxe

Snijders et al. (2010) geben zur körperlichen Aktivität bei Parkinson folgende Empfehlungen:

- Es wird der Einsatz von **„cueing techniques"** (z. B.: Metronom, Lichtsignal, Vibration, als Taktgeber) empfohlen, die als externer Rhythmusgeber das Gehen erleichtern. **„Cognitive movement strategies"** (z. B.: Das Aufteilen komplexer Aufgaben in kleine bewältigbare Schritte) verbessern die Fähigkeit den Alltag zu meistern.
- **Gleichgewichtsübungen** verbessern die Stand- und Gangsicherheit.
- **Radfahren** hilft beim sog. „Einfrieren" („Freezing")
- Gehen auf dem **Laufband** hilft die Akinese zu verbessern (Dauerhaftigkeit nicht nachgewiesen)

Reuter und Engelhardt (2007) geben folgende Empfehlungen, wie auf Einschränkungen mit Bewegung reagiert werden kann. Dabei stehen dem Ziel immer Übungsformen gegenüber, die an das Symptom angepasst ausgewählt werden (siehe Tabelle 3).

Tabelle 3: Empfehlungen bei Morbus Parkinson (adaptiert nach Reuter & Engelhardt, 2007)

Empfehlungen bei Morbus Parkinson			
Ziel	**Übungsform**	**Ziel**	**Übungsform**
Bewegungsinitiation verbessern	Externe Reize (Reagieren und anpassen)	Hypokinetische Bewegungen vergrößern	Große Amplituden (ROM Training)
Aufrechterhaltung von Bewegung und Geschwindigkeit	Rhythmische Reize (Mit Hilfe eines Taktgebers Bewegungsrhythmus schulen)	Komplexe Bewegungen reaktivieren, Koordination schulen	Zusammensetzung einfacher Grundübungen
Hastening, Freezing, Stopp verringern	Variable Gangschulung, Identifizierung div. Stimuli zur Überwindung	Kraft trainieren	Mildes Krafttraining an den Grad angepasst (ca. 15 WH), Training gegen den Wasserwiderstand, ...
Rumpfsteifigkeit lindern	Rotationsübungen	Gleichgewicht verbessern	Gleichgewichtsübungen va. Dynamisch (in der Bewegung)

Bei Personen mit Parkinson können mehrere Probleme beim Sporttreiben und Bewegen auftreten:

- Sturz- und Verletzungsgefahr durch Abnahme der Gleichgewichtsfähigkeit und Reaktionsfähigkeit. Zusätzlich ist vor allem die Unfähigkeit einen Schutzschritt zu setzen problematisch.
- Bei zusätzlichen dementiellen Veränderungen ist die richtige Einschätzung einer Situation oft nicht möglich.
- Abnahme der Herzfrequenzvariabilität und Arrhythmien können auftreten, die bei submaximalen Belastungen ohne Auswirkungen bleiben.
- Lagebedingter Blutdruckabfall (Orthostatische Hypotension) tritt bei bis 50% der Erkrankten auf, und kann zu Schwindel und kurzer Bewusstlosigkeit führen.
- Bei bis 10% tritt eine belastungsabhängige Hypotonie (niederer Blutdruck) auf, der zu Schwindel führen kann.
- Probleme bei submaximalen und maximalen Belastungen sind mit der Atmung und der Koordination häufig.
- 30–50% der Erkrankten leiden unter einer gestörten Thermoregulation vor allem bei Hitze.

Achtung

Die Hausaufgaben sind nach trainings- und therapierelevanten Elementen ausgewählt worden, um Ihnen ein möglichst effektives und gefahrloses Üben zu ermöglichen. Sprechen Sie in jedem Fall vor dem Start der Übungen mit Ihrem Arzt oder Therapeuten über individuelle Schwerpunkte oder Einschränkungen!

3 Bevor Sie beginnen

Harald Jansenberger

Bevor Sie mit den „Hausaufgaben" starten, sollten Sie einige grundsätzliche Dinge vorbereiten und beachten.

3.1 Der Übungsplatz

Richten Sie sich einen sicheren Übungsplatz ein. Dabei sollten Sie einige Punkte beachten:

1. Üben Sie anfangs nie alleine! Stellen Sie sicher, dass für die Übungen eine Hilfsperson zur Verfügung steht, um zum Beispiel einen überraschenden Gleichgewichtsverlust ausgleichen zu können.
2. Achten Sie beim Üben immer darauf, dass Sie eine stabile Haltemöglichkeit zur Verfügung haben.
3. Die Beleuchtung sollte sehr gut sein.
4. Der Übungsplatz sollte leicht erreichbar und begehbar sein. Räumen Sie Hindernisse, über die Sie stolpern können (Teppich, o. Ä.) zur Seite.
5. Im Idealfall richten Sie sich Ihren Übungsplatz „dauerhaft" ein, damit Sie nicht vor jedem Üben Gegenstände umräumen müssen. Das ist wichtig für Ihre Motivation!

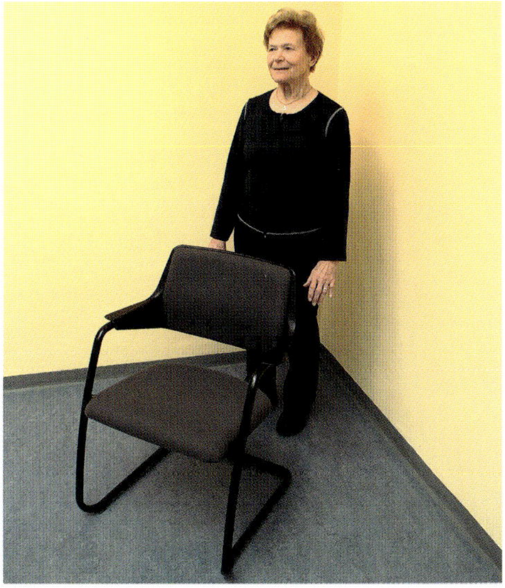

◄ Übungsplatz „Raumecke"

Eine Übungsecke empfiehlt sich aus mehreren Gründen: Sie benötigen nur einen Stuhl, der Ihnen nach vorne als Haltemöglichkeit dient. Falls Sie das Gleichgewicht verlieren, sind Sie in jede Richtung abgesichert. Zusätzlich benötigen Sie wenig Material.

▸ Übungsplatz „Stühle"

Falls Sie keine freie Ecke haben sollten, ist es empfehlenswert sich einen Platz mit drei Stühlen einzurichten. Dabei stellen Sie zwei Stühle mit der Lehne zueinander auf, während der dritte Stuhl mit der Sitzfläche zu Ihnen hinter Ihnen aufgestellt wird. Der Vorteil bei diesem Übungsplatz ist ein größerer Übungsplatz für Schrittübungen.

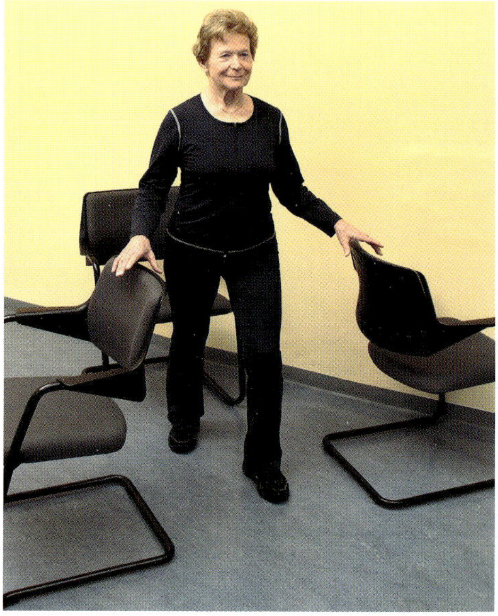

3.2 Übungshäufigkeit und Ausführung

Anfangs ist es ausreichend, wenn Sie nur ein- bis zweimal pro Woche üben. Spätestens nach zwei bis drei Wochen sollten Sie aber auf ein mehrmaliges Training pro Woche umsteigen. Grundsätzlich gilt, dass Sie nicht zu oft üben können, anstrengende Übungen (Kraftübungen) sollten Sie aber maximal jeden zweiten Tag durchführen.

3.2.1 Übungshäufigkeit

ROM-Übungen

Sie können die ROM-Übungen jeden Tag absolvieren. Empfehlenswert sind pro Übung und Seite 10–15 Wiederholungen oder eine Belastungszeit von maximal 30–40 sec. Pausieren Sie kurz und wiederholen Sie die Übung ruhig drei- bis viermal. Die Übungen sollten Sie fordern. Wenn Ihnen eine Übung leicht fallen sollte, versuchen Sie eine schwerere! Dabei ist es wichtig, dass Sie sich immer eine subjektiv fordernde Übung auswählen, die Sie sich selbst zutrauen. Es gilt unbedingt immer: Sicherheit vor! Wenn Ihnen eine Variante leicht erscheint, die nächst schwerere Variante unmöglich wirkt, wählen Sie lieber die leichte aus.

Kraftübungen

Die Kraftübungen sollten Sie möglichst nur jeden zweiten Tag absolvieren. Die Übungen sollten sich anstrengend anfühlen und ungefähr 15-mal möglich sein. Diese Intensität stärkt Ihre Muskeln und erhöht Ihre maximal erzielbare Kraft. Das ist notwendig um im Alltag aber auch bei einem Gleichgewichtsverlust die Balance zu halten oder wiederzuerlangen. Wenn Sie bei einer Übung deutlich mehr Wiederholungen schaffen, können Sie vorsichtig mit Zusatzgewichten arbeiten. Führen Sie jede Übungen zwei- bis dreimal pro Seite durch und machen Sie ein bis drei Minuten Pause zwischen den Übungen.

Koordinationsübungen

Die Koordinationsübungen können Sie gerne täglich absolvieren. Versuchen Sie hier die Belastungszeit pro Übung kurz zu halten (maximal 30 Sekunden). Dafür wiederholen Sie die Übungen nach einer kurzen Serienpause (ca. 40 Sekunden) viermal. Die Übungen sollten Ihnen schwer fallen, sollten Sie aber niemals in Sturzgefahr bringen. Deshalb ist vor allem bei den Gleichgewichtsübungen wichtig: Sorgen Sie immer für eine stabile Haltemöglichkeit!

3.2.2 Übungsausführung

Atmung

Bei allen Übungen ist eine gleichmäßige Atmung wünschenswert. Versuchen Sie bei Bewegungen, bei denen sich der Brustkorb öffnet, einzuatmen und bei Bewegungen, bei denen sich der Brustkorb schließt, auszuatmen. Vor allem bei Kraftübungen ist das besonders wichtig. Atmen Sie, wenn möglich durch die Nase ein und durch den Mund aus. Dadurch wird die Atmung ruhig und langsam, und das wichtige Ausatmen betont.

Bewegungsumfang (ROM)

Durch die Erkrankung schränkt sich das Bewegungsausmaß zunehmend ein. Versuchen Sie die Übungen möglichst genau durchzuführen, und das Bewegungsausmaß größtmöglich zu halten. Machen Sie bei vorzeitiger Ermüdung lieber ein paar Wiederholungen weniger, und dafür die Bewegungen korrekt.

3.3 Wann sollten Sie üben und wann nicht?

Üben Sie nur in ausgeruhtem Zustand. Ein guter Zeitpunkt sind der Vormittag und der Nachmittag. Achten Sie darauf, dass Sie mindestens schon eine Stunde auf sind, und die letzte größere Mahlzeit eben solange zurück liegt. Stellen Sie sich zu Ihrem Übungsplatz ein Gefäß mit frischem Wasser, um in den Übungspausen trinken zu können.

Üben Sie nicht, wenn ...

- Sie noch einen Muskelkater von der letzten Trainingseinheit haben sollten.
- Sie sich krank, sehr müde, unwohl oder schwach fühlen.
- Ihr Blutdruck in Ruhe über 200/100 sein sollte.

Brechen Sie eine Übungseinheit ab, wenn Ihnen während der Einheit übel werden sollte, oder Sie sich in irgendeiner Form unwohl fühlen sollten.

Falls bei einer Gleichgewichtsübung Schwindel auftreten sollte, unterbrechen Sie die Übung und nehmen Sie kurz Platz. Kurzfristiger Schwindel kann immer wieder vorkommen und ist teilweise sogar zu erwarten (v. a. bei Übungen mit Kopfdrehungen).

4 Alltagsorientierte Bewegungsübungen

Harald Jansenberger

Die Übungen verfolgen mehrere Ziele:

4.1 ROM Training

Das ROM (= Range of motion dt. Bewegungsausmaß) Training zielt darauf ab Ihre aktive Beweglichkeit wieder zu verbessern. Dabei kommen bei niederer Intensität große Bewegungsausschläge zum Einsatz, die je nach körperlicher Fähigkeit immer im sicheren Ausmaß durchgeführt werden sollten. So sind die Übungen in aufsteigender Schwierigkeit angeordnet. Die Übungen am Boden (oder im Bett) sind leichter als die Übungen im Sitzen und Stehen. Besonders bei den Übungen im Stehen ist immer auf eine stabile Haltemöglichkeit zu achten! Wählen Sie die Zahl der Übungen nach Ihrer Belastungsverträglichkeit aus, und versuchen Sie folgende Inhalte immer dabei zu haben: Übungen für das Bewegungsausmaß der Arme, Übungen für das Bewegungsausmaß der Beine und eine Rotationsübung. Machen Sie nicht mehr als 3 bis 6 Übungen am Stück, außer Sie fühlen sich nicht angestrengt.

Übungsanzahl	Wiederholungen/Serien	Häufigkeit pro Woche
3–6 Übungen	10–15 Wiederholungen/ 3- bis 4-mal 1 Minute Serienpause empfehlenswert	Mindestens 2-mal maximal 6-mal pro Woche

4.1.1 Am Boden

Armheben über Kopf – Atemübung

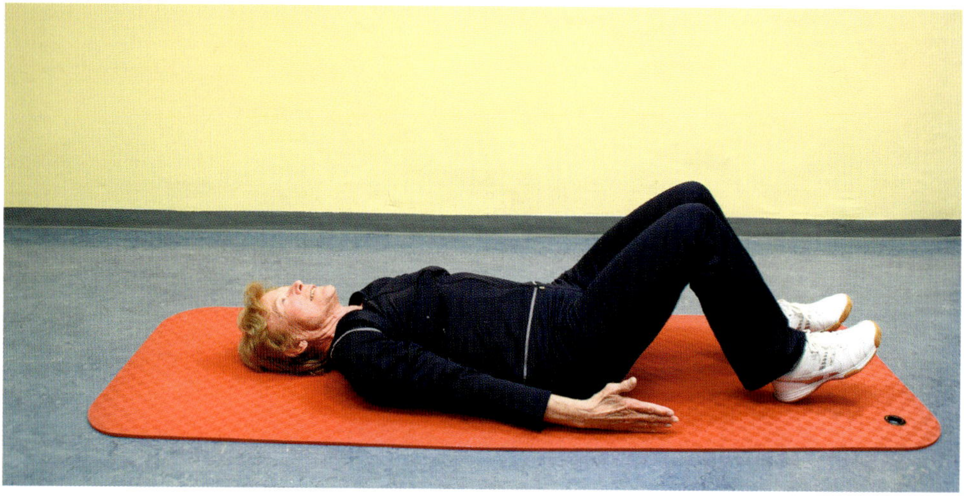

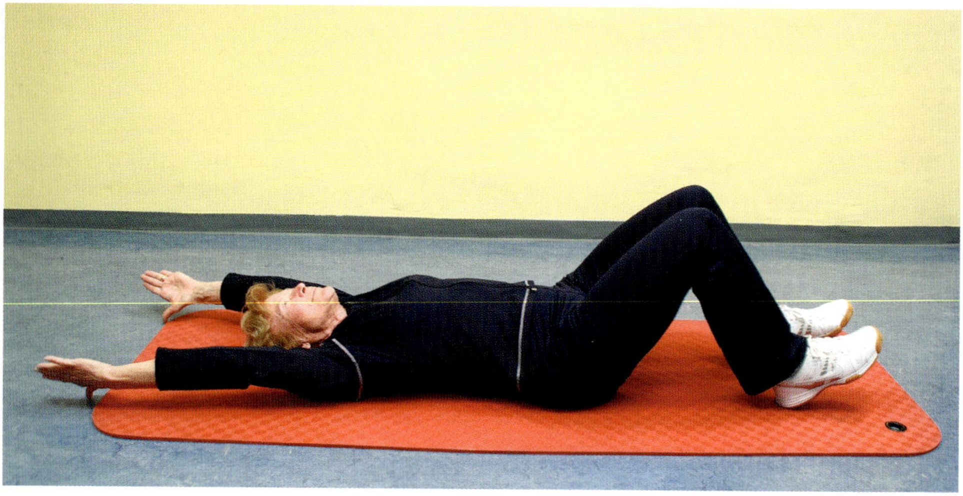

In Rückenlage winkeln Sie beide Beine ab, sodass die Füße am Boden stehen. Die Arme werden neben den Körper gelegt. Die Daumen sehen nach oben. Beide Arme werden zugleich über Kopf gehoben, bis im Idealfall die Daumen wieder Bodenkontakt haben. Dann werden die Arme wieder gesenkt. Beim Abheben der Arme atmen Sie tief durch die Nase ein, beim Senken der Arme atmen Sie tief durch den Mund aus. Achten Sie vor allem beim Armheben, dass die Schultern leicht in die Unterlage drücken und der untere Rücken sich nicht zu stark abhebt. Als Variante ist die Übung auch gegengleich ausführbar.

Heben des gestreckten Beines

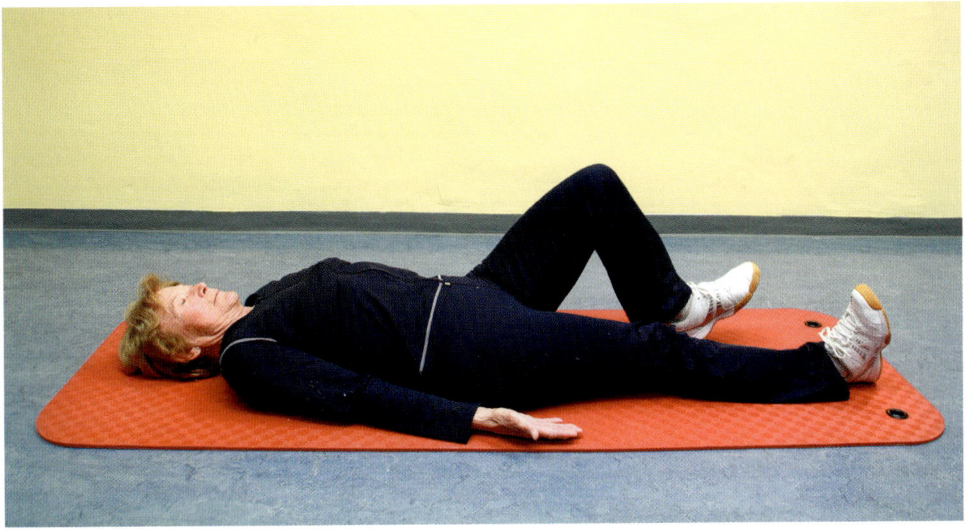

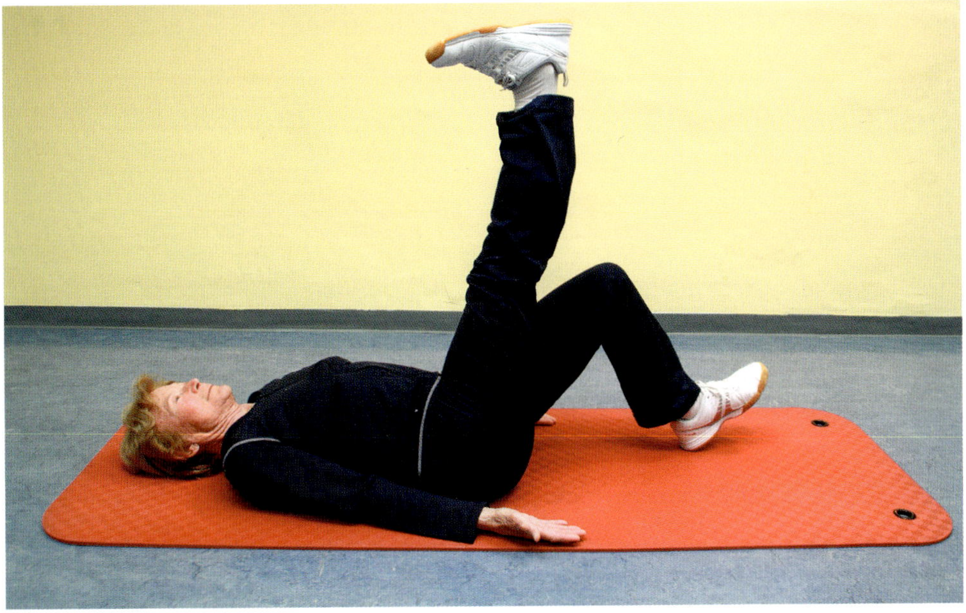

In Rückenlage wird ein Bein angewinkelt und das andere gestreckt abgelegt. Versuchen Sie nun mehrmals das gestreckte Bein so hoch Sie können zu heben. Es darf dabei ein Dehnungsreiz im abgehobenen Bein zu spüren sein. Versuchen Sie hier beim Heben des Beines aus- und beim Senken des Beines einzuatmen. Achten Sie darauf, dass sich beim Senken des Beines der Rücken nicht zu weit von der Unterlage abhebt.

Beidbeiniger Beckenlift „Reißverschluss"

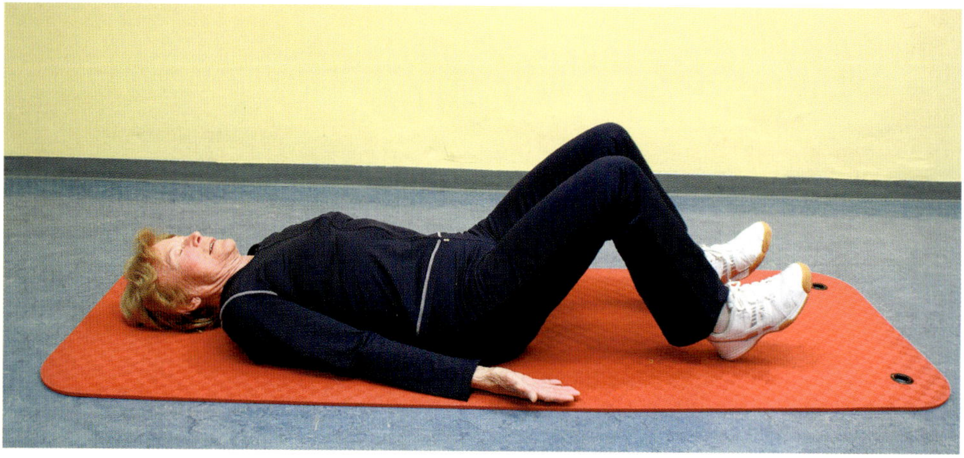

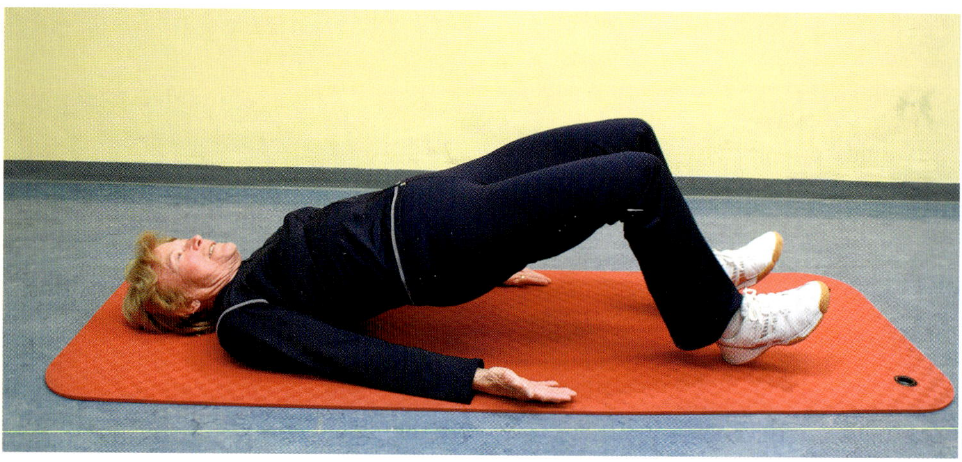

In Rückenlage werden beide Beine angewinkelt. Die Fußspitzen werden abgehoben, sodass nur noch die Fersen Bodenkontakt haben. Versuchen Sie nun das Gesäß zu heben und den Rumpf Wirbel für Wirbel abzuheben. Sobald nur noch der Schultergürtel Bodenkontakt hat, beginnen Sie die Bewegung rückwärts auszuführen. Wirbel für Wirbel wird der Rücken wieder in Bodenkontakt gebracht. Wie bei einem Reißverschluss senken Sie die einzelnen Elemente ab. Das Gesäß berührt als letzter Teil den Boden. Sobald das Gesäß Bodenkontakt hat, wird es sanft nach vorne gekippt und ein leichtes Hohlkreuz entsteht. Dann wird das Becken wieder aufgerichtet und die Bewegung beginnt von vorne.

Hinweis: Diese Übung dient zur Verbesserung der Wahrnehmung des Rückens. Anfangs wird Ihnen die Bewegung sehr schwerfallen, aber nach und nach lernen Sie das Wirbel-für-Wirbel-auf-und-abrollen immer besser zu kontrollieren!

Gegenläufige Rotation

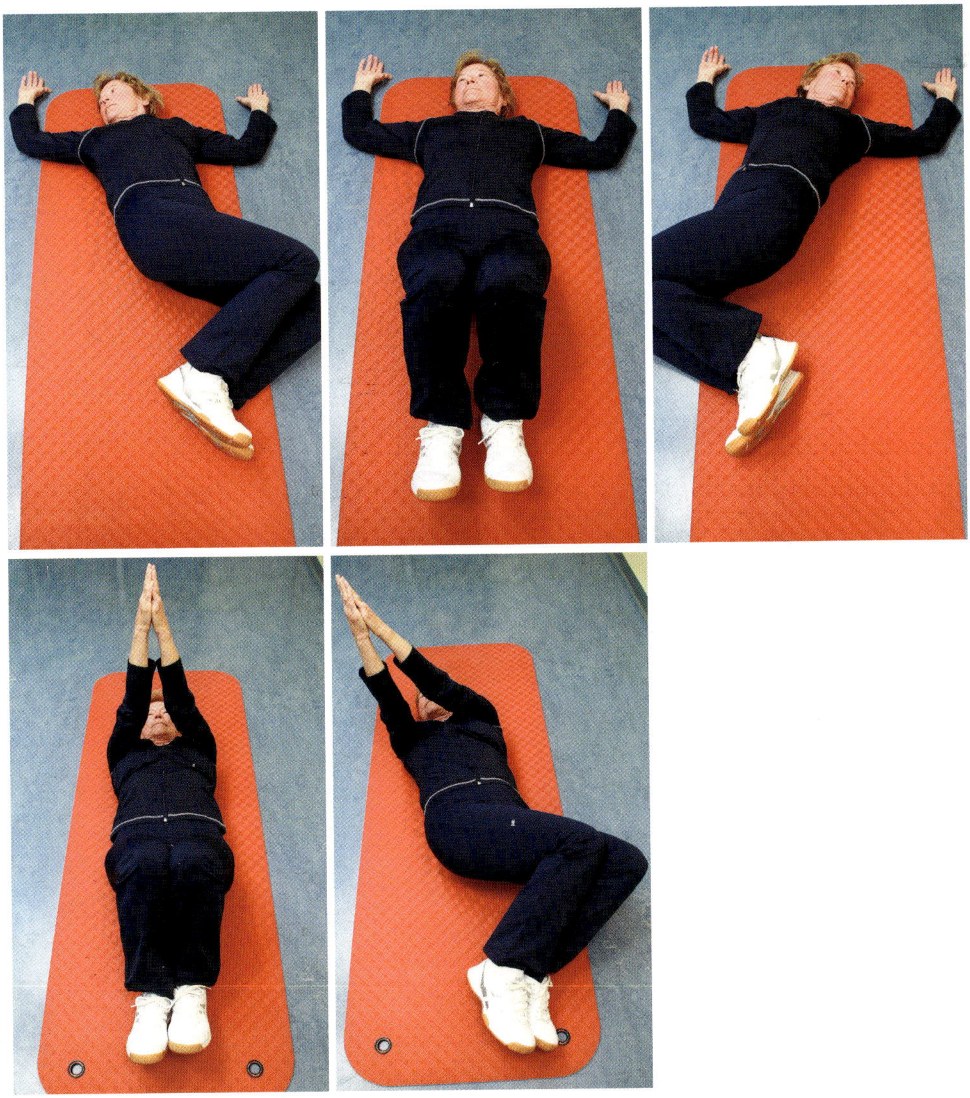

In Rückenlage werden beide Beine angewinkelt und die Arme mit der Handfläche nach oben 90° abgespreizt im Ellbogen abgewinkelt oder gestreckt auf den Boden gelegt. Nun werden bei leichter Bauchspannung die Beine geschlossen langsam abwechselnd links und rechts bewegt. Gegengleich bewegt sich dabei der Kopf mit. Achten Sie dabei darauf, dass Sie sich immer im schmerzfreien Bereich befinden. Wenn Ihnen die Bewegung leichtfällt, können Sie versuchen beide Arme gestreckt vor dem Körper gehoben gegengleich zu den Beinen zu rotieren. Das verstärkt die gegengleiche Rotation.

Gegengleiches Gehen im Liegen

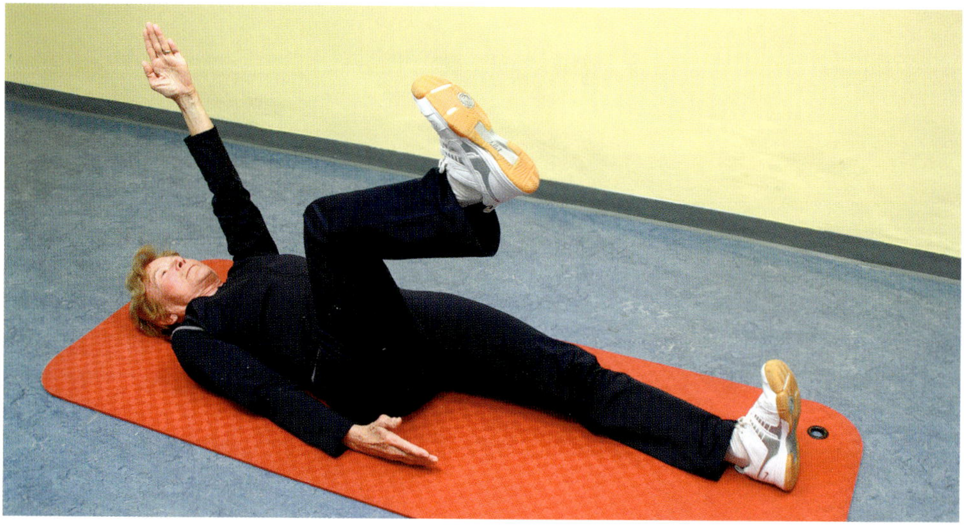

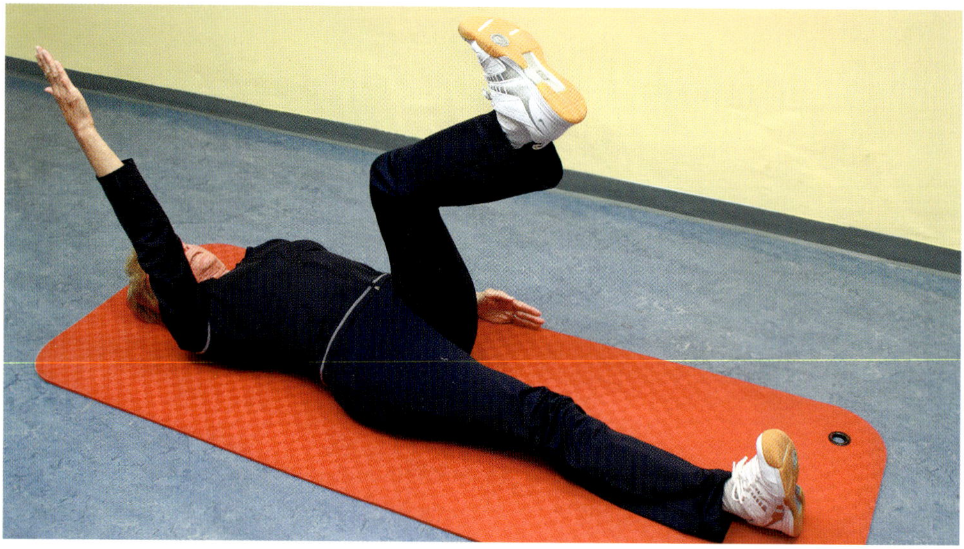

In Rückenlage wird ein Bein in Hüfte und Knie maximal gebeugt, während auf derselben Seite der Arm mit der Handfläche zum Körper sehend über Kopf maximal gestreckt wird. Auf der anderen Seite wird der Arm auf das gegengleiche abgehobene Knie gelegt. Das Bein liegt ebenso ausgestreckt am Boden. Nun versuchen Sie mehrmals die Position zu wechseln, wobei möglichst flüssig Arme und Beine gegengleich bewegt werden sollten. Achten Sie bei der Übung auf eine dauerhafte leichte Bauchspannung. Falls Sie im Rücken Beschwerden haben sollten, strecken Sie das Bein nicht ganz, sondern legen Sie es leicht abgewinkelt ab.

Katzenbuckel – Hohlkreuz

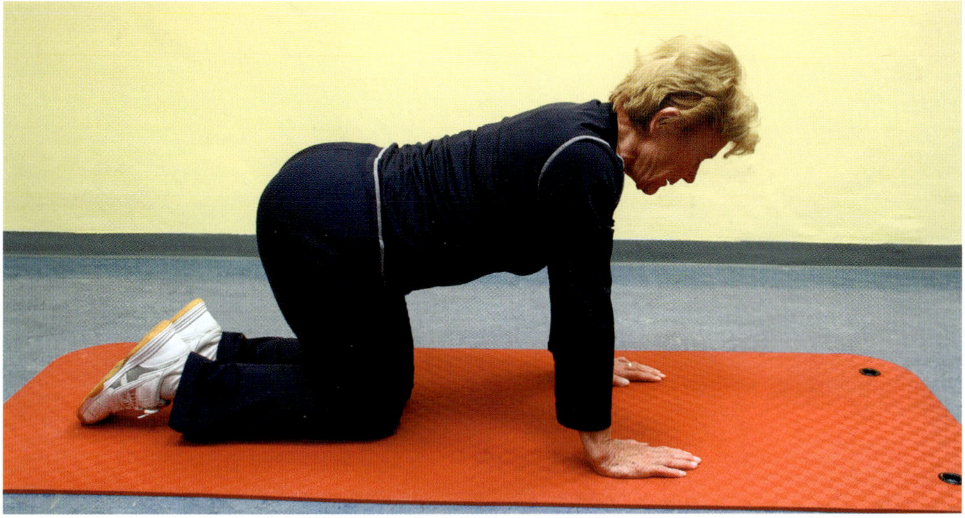

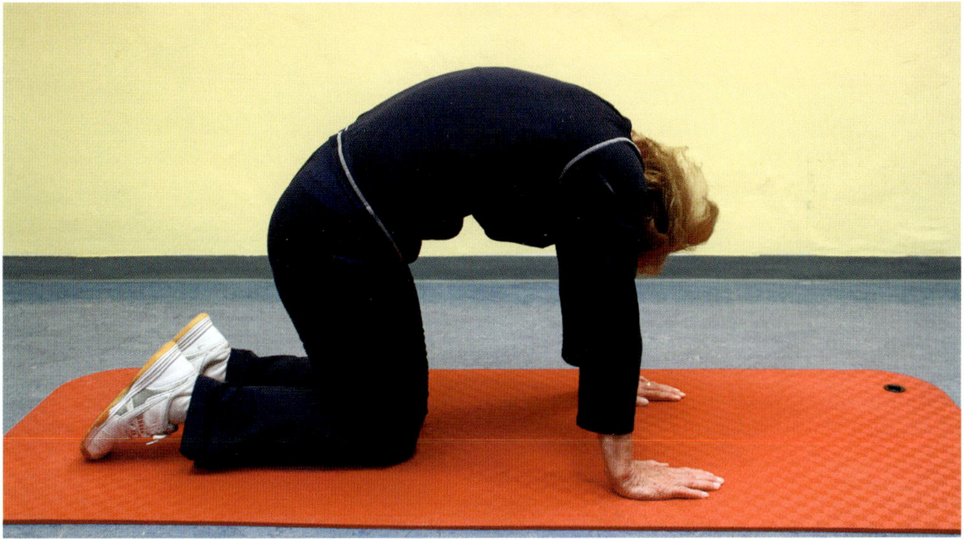

Im Vierfüßlerstand nehmen Sie abwechselnd ein Hohlkreuz und einen Katzenbuckel ein. Dabei wird beim Hohlkreuz die gesamte Wirbelsäule überstreckt, wobei der Blick bis maximal zur Horizontalen gehoben wird. Beim Katzenbuckel können Sie versuchen den Höhepunkt des Rundrückens zu verschieben. Versuchen Sie einmal im Bereich der Lendenwirbelsäule den höchsten Punkt, und dann wieder im Bereich der Brustwirbelsäule den höchsten Punkt zu schaffen.

Staubsauger

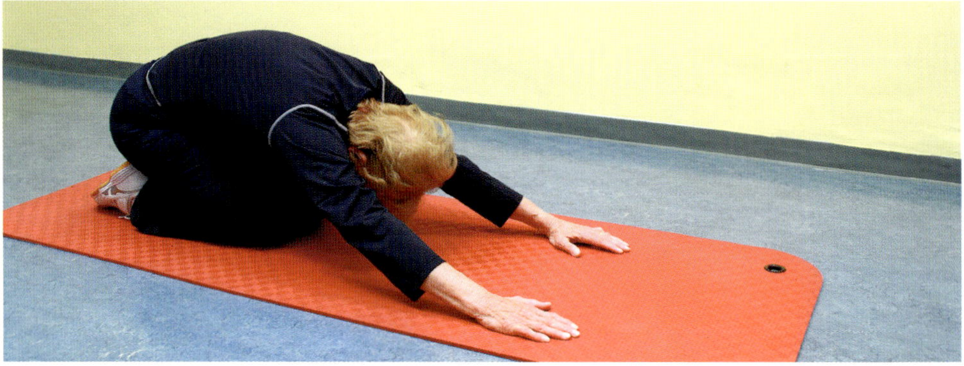

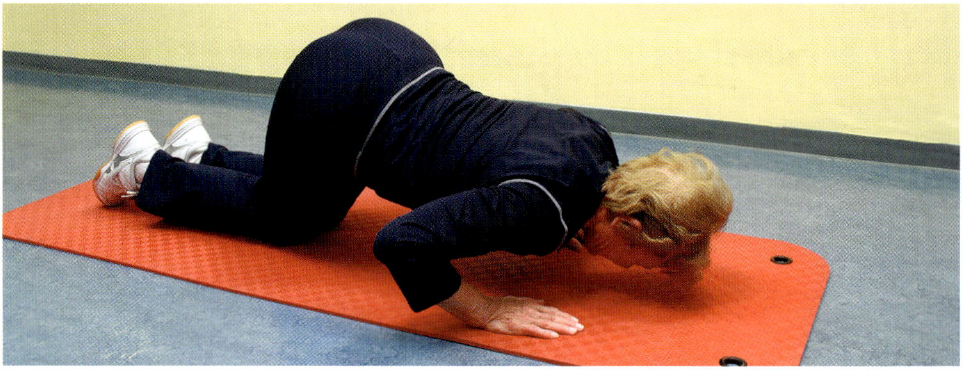

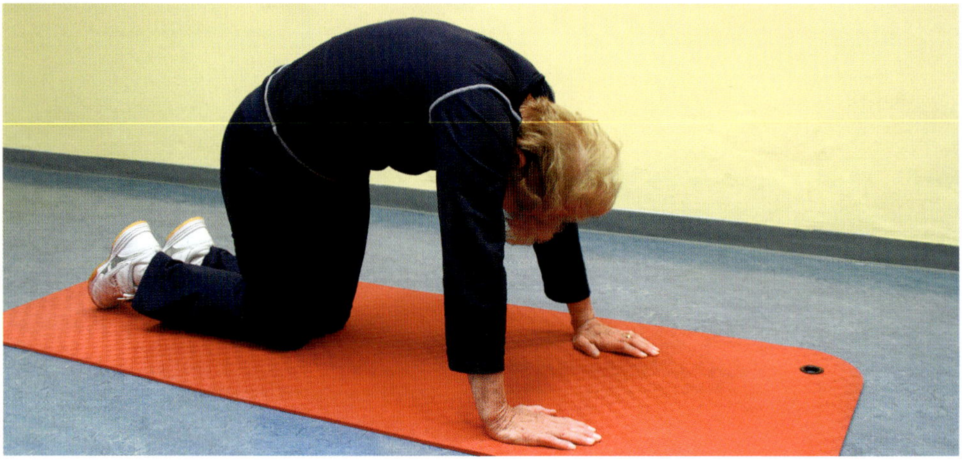

Aus der Position 1 (oben) gehen Sie möglichst nahe mit dem Gesicht am Boden im Hohlkreuz nach vorne. Sobald die Arme Gewicht übernehmen müssen, werden diese gestreckt und die Wirbelsäule wird möglichst rund gemacht. Im Katzenbuckel gehen Sie nun in die Ausgangsstellung zurück.

Diagonal Bein- und Armheben

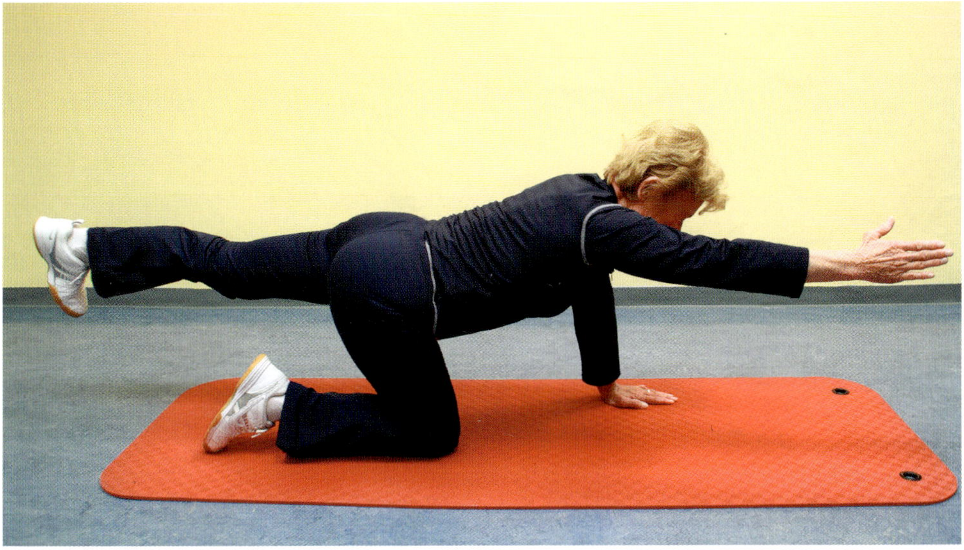

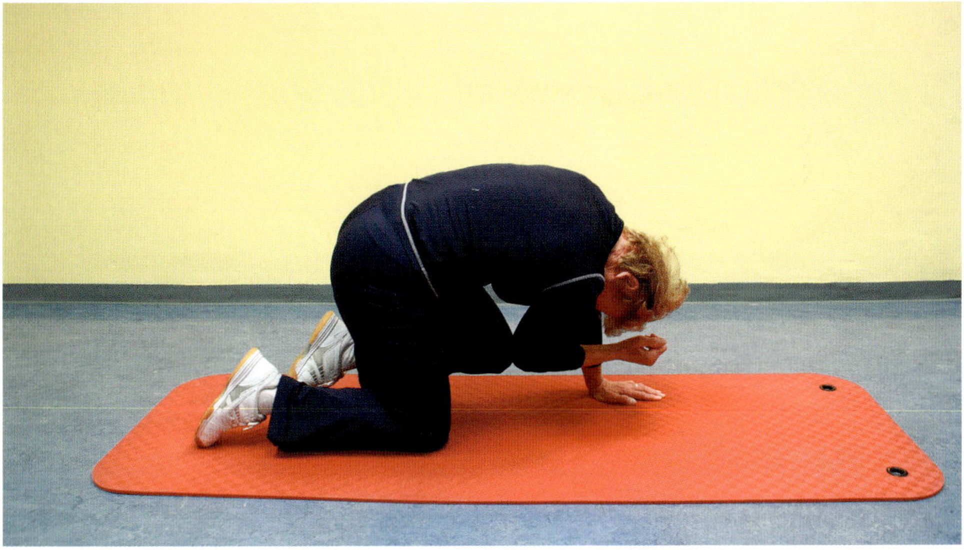

Im Vierfüßlerstand werden zugleich jeweils ein Bein und der gegenüberliegende Arm gehoben. Das Bein wird in die Horizontale gestreckt und die Zehen werden herangezogen. Der Arm wird gestreckt, wobei die Handfläche zur Körpermitte und der Daumen nach oben sehen. Achten Sie bei der Übung immer auf eine gleichmäßige Bauchspannung. Die Bewegung wird mehrmals wiederholt. Dabei kann eine Seite mehrmals hintereinander bewegt werden, oder es wird bei jeder Wiederholung die Seite gewechselt. Der Blick sollte immer nach unten gerichtet sein.

4.1.2 Im Sitzen

Kopfdrehung mit Armschwung

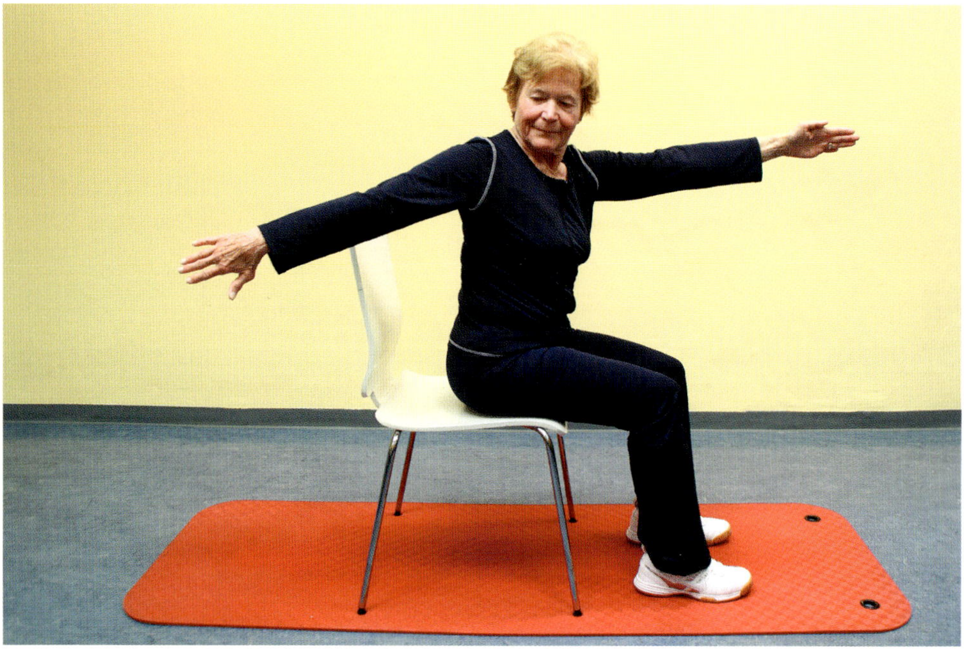

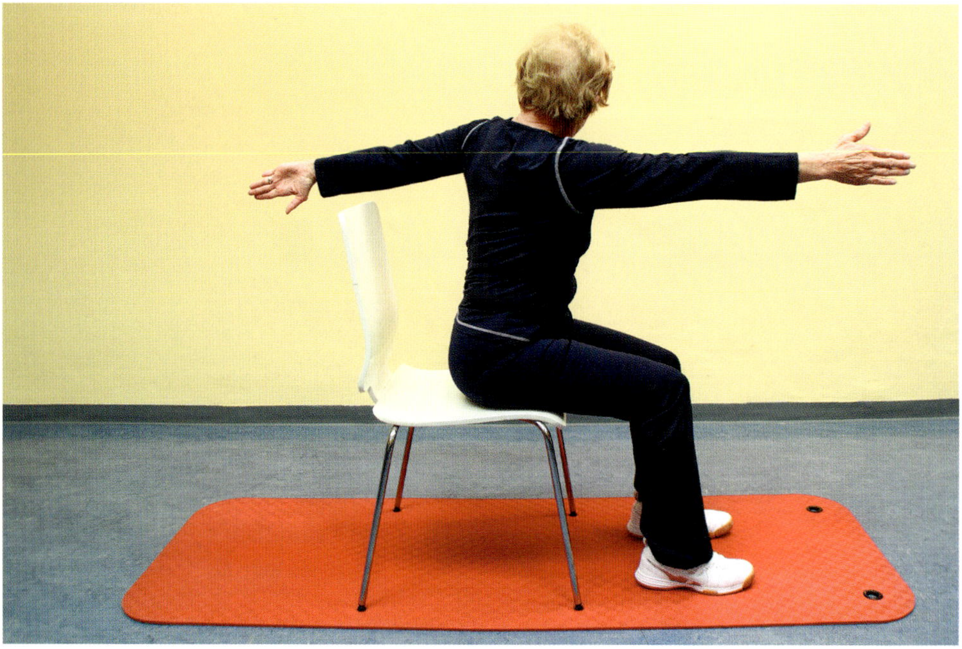

Nehmen Sie eine aktive Sitzhaltung ein. Das bedeutet: Stellen Sie die Füße fest auf den Boden, belasten Sie Ihre Gesäßhälften gleich, und nehmen Sie eine aufrechte Oberkörperhaltung ein. Bei leichter Bauchspannung beginnen Sie nun langsam mit den Armen zu schwingen. Dabei führt der Daumen die Bewegung. Versuchen Sie nun das Bewegungsausmaß zu verstärken, und folgen Sie mit Ihrem Blick immer der Hand, die nach hinten bewegt wird.

Hohlkreuz – Rundrücken

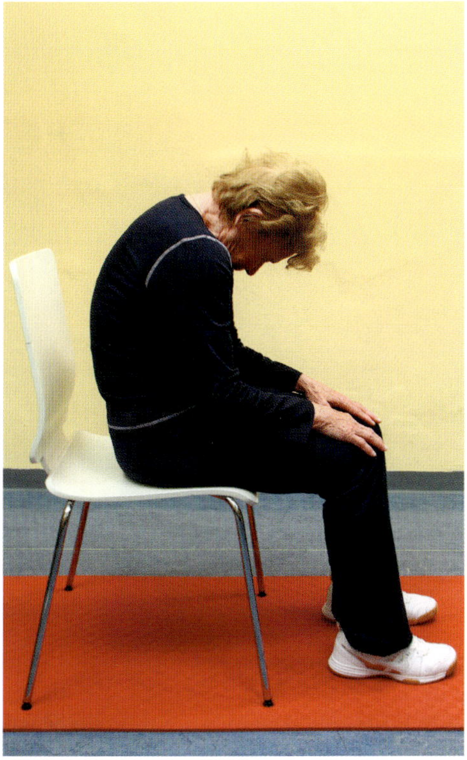

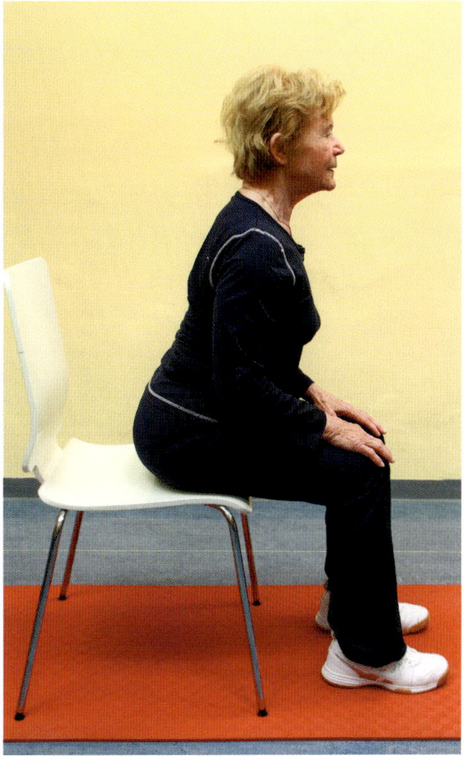

Im aktiven Sitz werden die Hände in die Hüfte gestützt. Nun versuchen Sie mit Ihrer Nase den Bauchnabel zu erreichen. Bei dieser Einrollbewegung atmen Sie durch den Mund aus. Nun richten Sie sich langsam Wirbel für Wirbel auf und überstrecken Ihren Rücken, während Sie tief durch die Nase einatmen. Der Kopf wird leicht gehoben, ohne ihn in den Nacken zu legen.

Strecken und Seitneigen

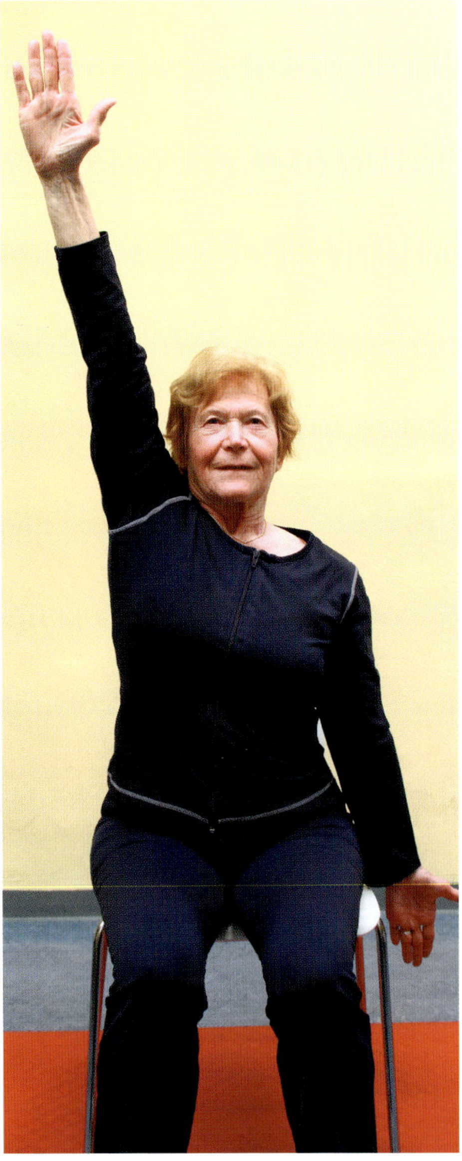

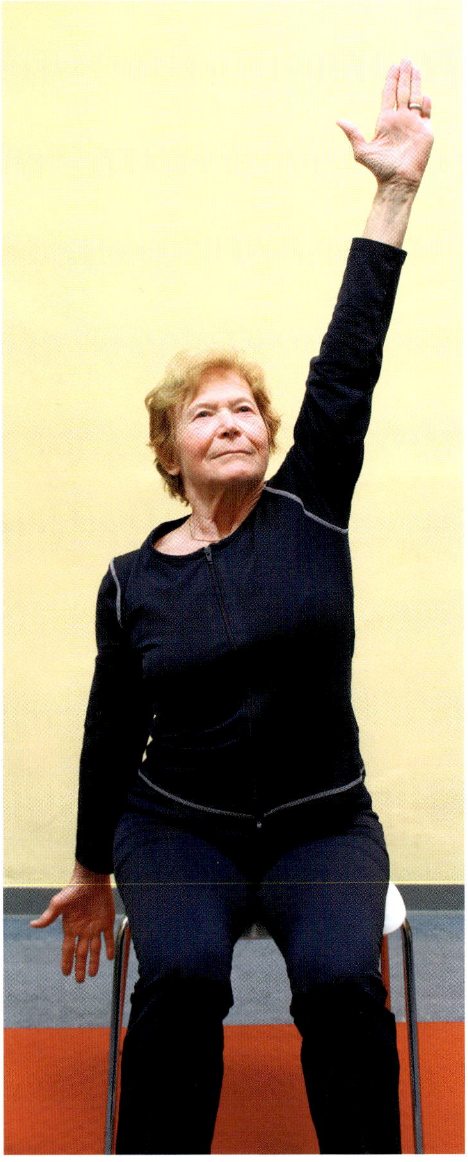

Im aktiven Sitz heben Sie einen Arm und strecken diesen soweit nach oben soweit Sie können. Dann neigen Sie sich in die Richtung des gesenkten Armes. Das machen Sie soweit, bis Sie merken, dass sich Ihr Gesäß auf einer Seite leicht zu heben beginnt. Nun gehen Sie in die Ausgangsstellung zurück und wechseln die Seite.

Brustmobilisation in die Aufrichtung

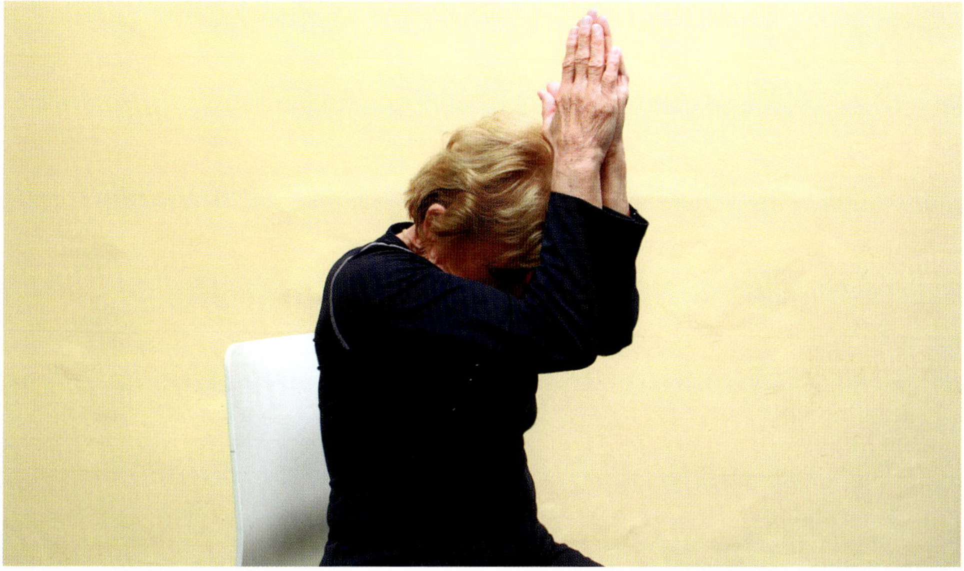

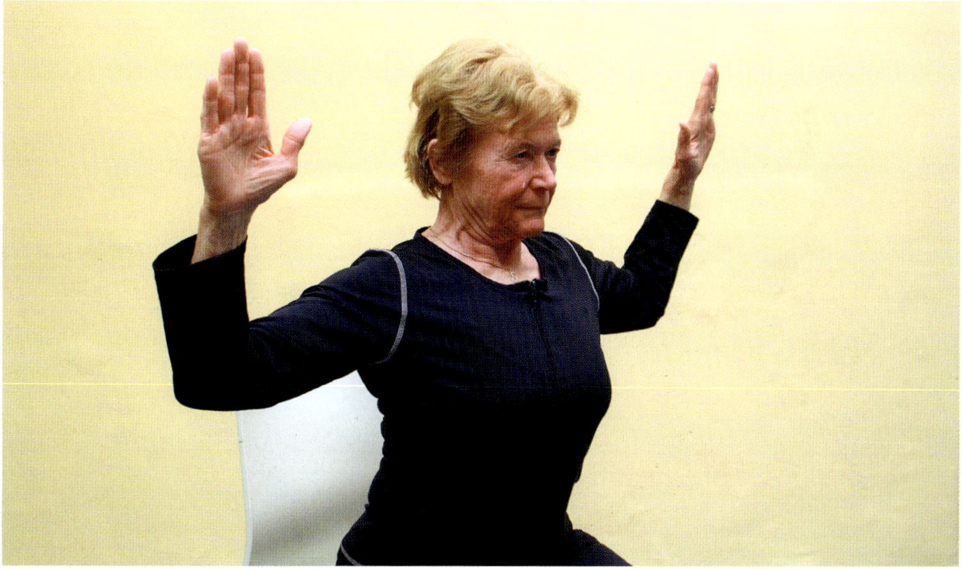

Im aktiven Sitz werden die Arme im rechten Winkel im Ellbogen angewinkelt und vor dem Körper mit den Ellbogen zusammengeführt. Aus dieser Position werden beide Arme nach hinten geführt. Dabei atmen Sie tief ein und richten sich auf. Wichtig ist, dass Sie versuchen diese Phase der Bewegung möglichst weit durchzuführen, um den Brustkorb zu „öffnen". Atmen Sie beim Öffnen der Arme ein und beim Schließen der Arme aus.

Rumpfrotation

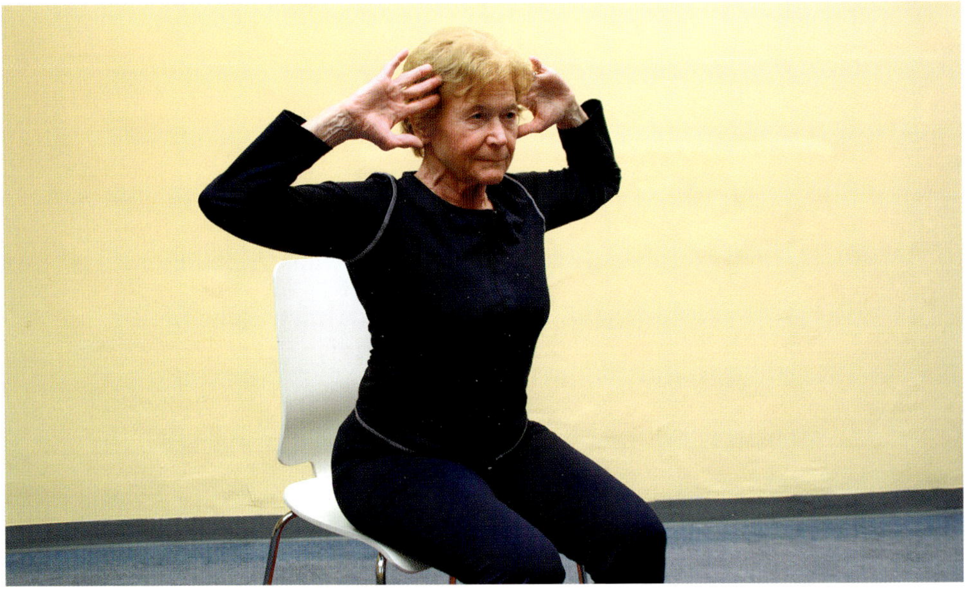

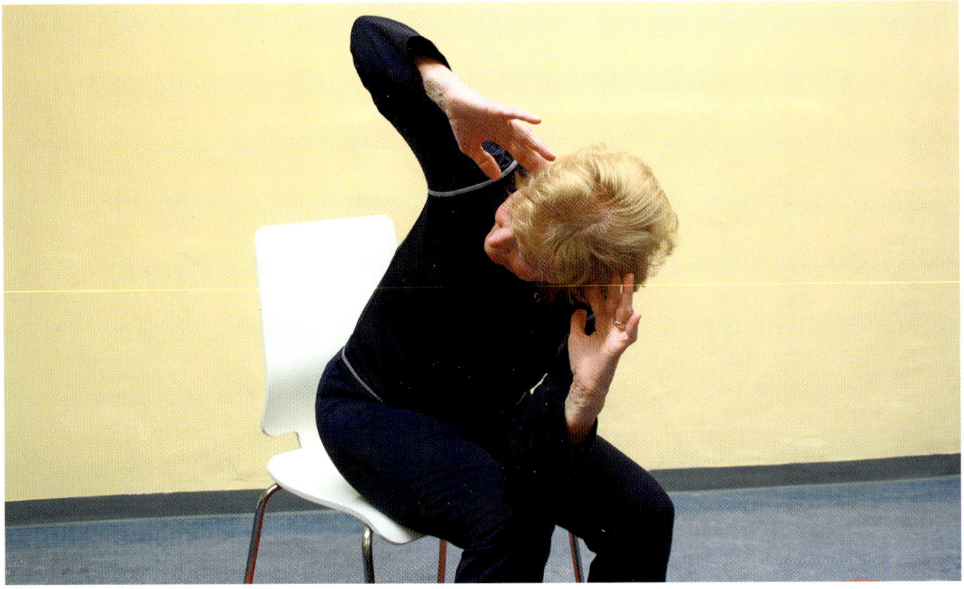

Im aktiven Sitz legen Sie Ihre Fingerspitzen an die Schläfen. Versuchen Sie nun wiederholt mit dem linken und dem rechten Ellbogen jeweils möglichst nahe ans gegenüberliegende Knie zu gelangen. Dabei ist es besonders wichtig auf eine stabile Gesäßposition zu achten. Versuchen Sie mit Ihrem Gesäß möglichst ruhig zu bleiben.

4.1.3 Im Stehen

Hüftbeugen und Hüftstrecken

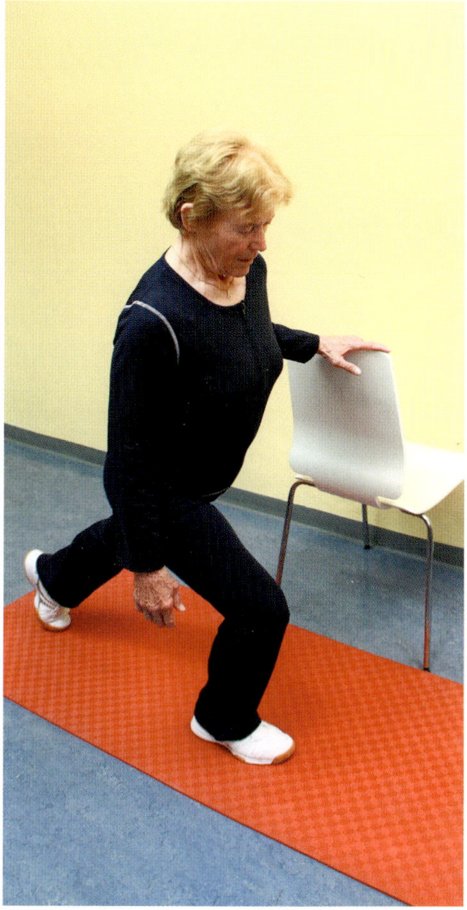

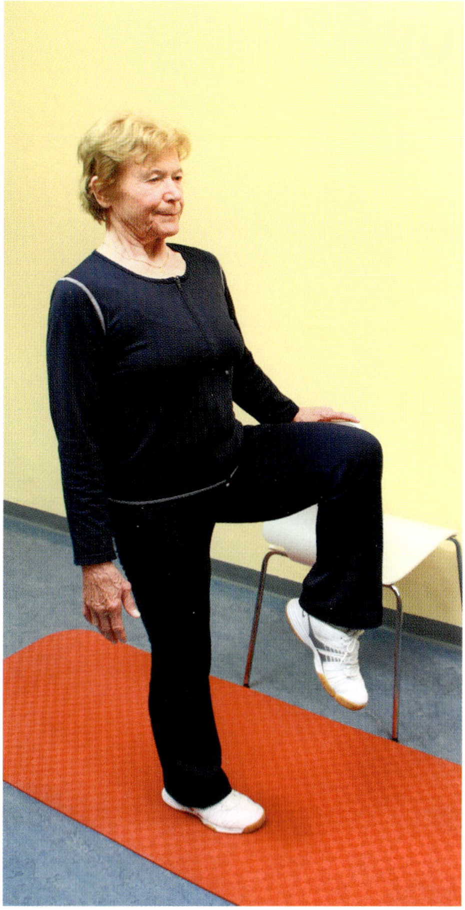

Aus einer aktiven Standposition wird das Gewicht auf das definierte Standbein verlagert. Das Standbein wird im Sprunggelenk aktiv fixiert, im Knie leicht gebeugt und in der Hüfte mit einer durchgehenden Spannung des Gesäßmuskels stabilisiert. Zusätzlich wird der Bauch leicht gespannt. Nun wird das Spielbein in der Hüfte soweit gebeugt, soweit das Hüftgelenk des Standbeins und die Lendenwirbelsäule stabil gehalten werden können. Aus der Beugung wird das Hüftgelenk nun maximal gestreckt, wobei auch hier die Lendenwirbelsäule (nicht ins Hohlkreuz kommen!) und das Hüftgelenk des Standbeines, das nicht gebeugt werden darf, limitierend wirken. Versuchen Sie die Übung anfangs unbedingt mit Festhalten. Erst nach und nach können die Arme gelöst werden, oder hängende Haltegriffe eingesetzt werden!

Standbein – Seitstep

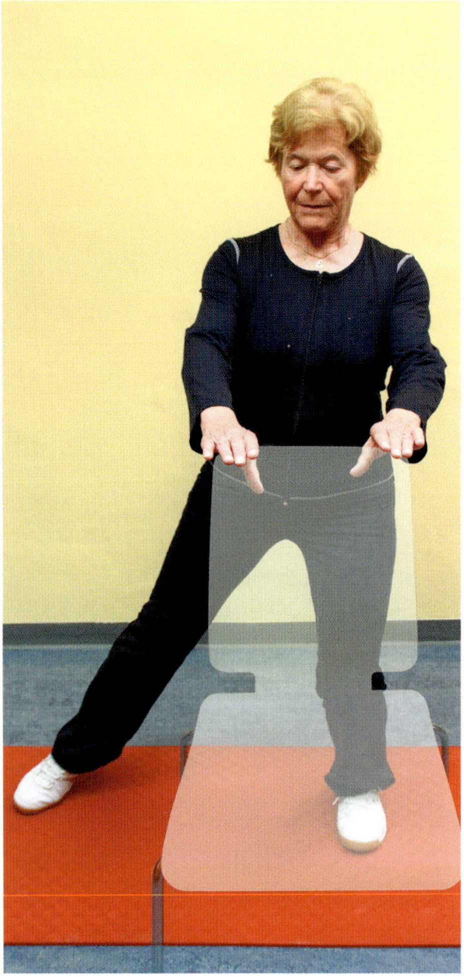

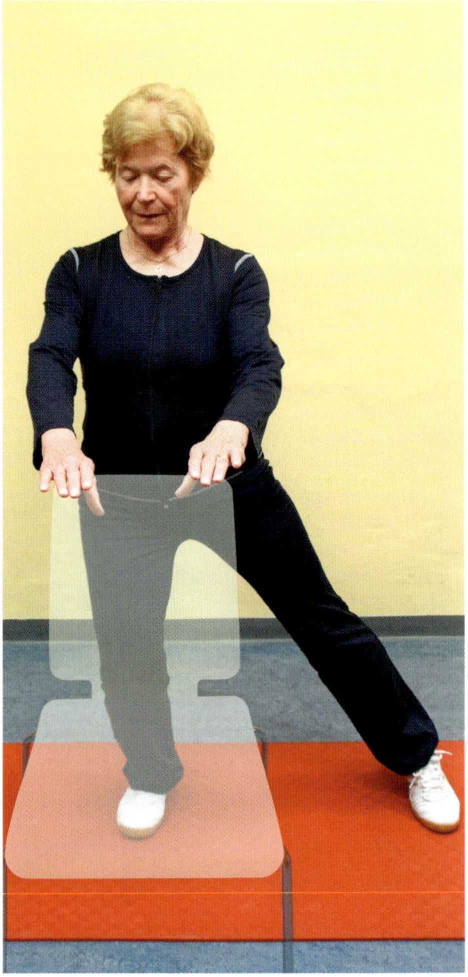

Bei dieser Übung, die an die Skating-Technik beim Langlaufen erinnert, wird ein Standbein definiert. Aus der aktiven Standposition werden im Wechsel das linke und das rechte Bein zur Seite gestellt. Dabei ist es wichtig, dass das Standbein das Gewicht weiterhin trägt, und das abgespreizte Bein nur mit der Fußspitze Bodenkontakt hat. Besondere Beachtung sollte der Beinachse des Standbeins geschenkt werden. D. h.: Sprunggelenk, Knie- und Hüftgelenk sollten von vorne betrachtet in einer Linie bleiben. Nach und nach kann der Seitstep in der Länge ausgedehnt werden. Mit zunehmender Schrittlänge darf das Standbein etwas gebeugt werden.

Standbein – Seitschritt mit Gewichtsübernahme

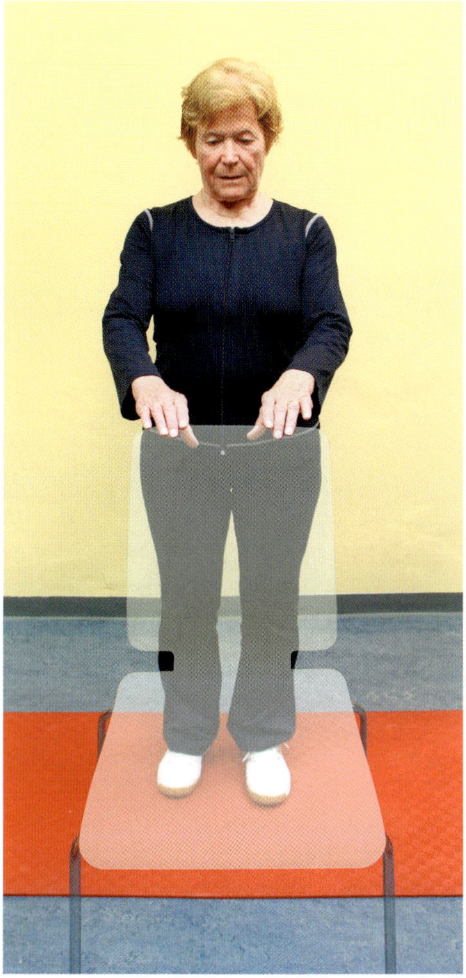

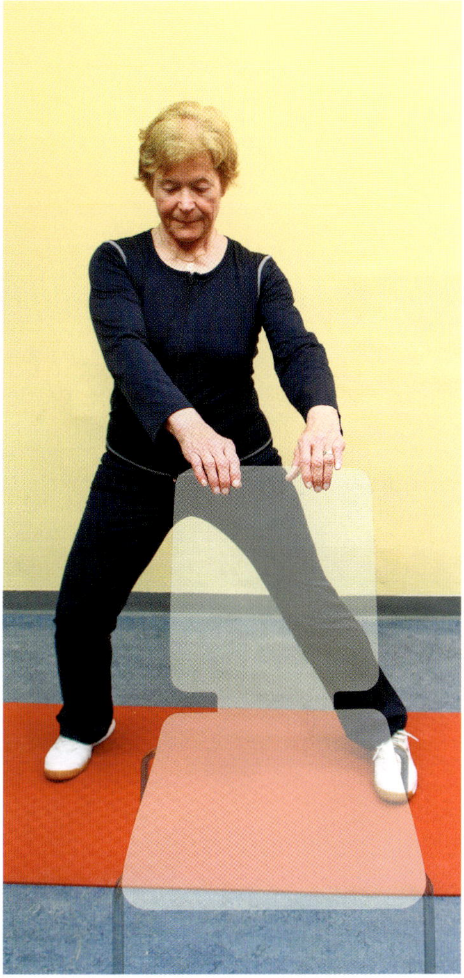

Bei dieser Übung wird ein zunehmend größer werdender Schritt wechselnd links und rechts durchgeführt. Der Unterschied zur Seitstep Übung ist, dass es zu einem Verschub des Körperschwerpunkts kommt. D. h.: Aus dem aktiven Stand wird ein Bein kontrolliert zur Seite gesetzt, belastet und dann wieder zur Ausgangsposition zurück bewegt. Die Gewichtsverlagerung sollte weich und flüssig erfolgen. Idealerweise ist kein Geräusch bei Bodenkontakt des bewegten Beines zu vernehmen.

Standbein – Vor und Rück Step

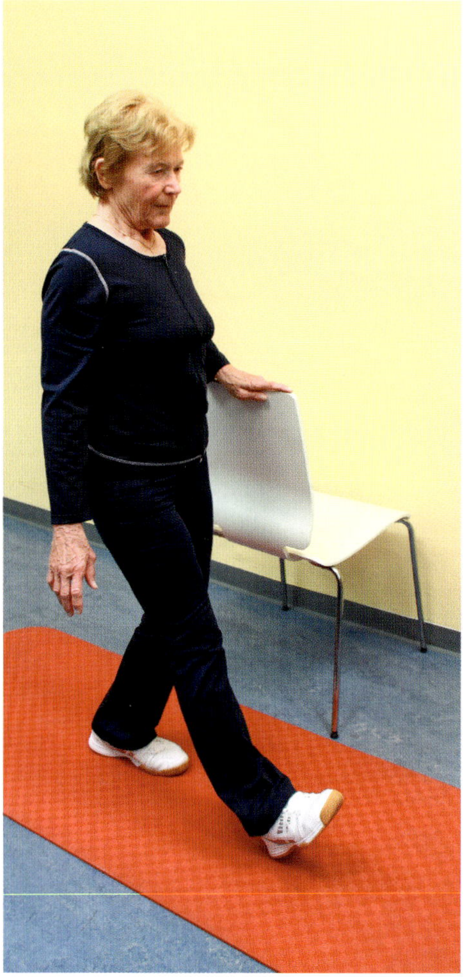

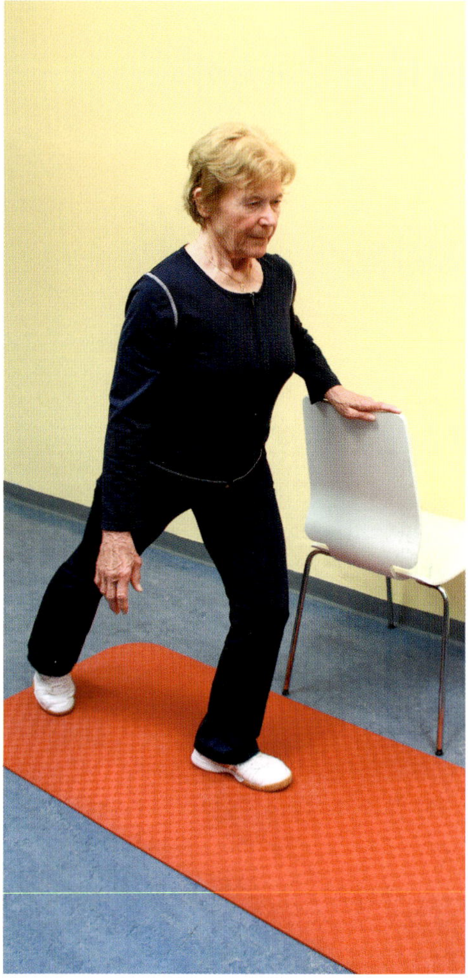

Bei dieser Übung wird als Ausgangsstellung wieder der aktive Stand eingenommen. Abwechselnd wird nun einmal links und rechts ein möglichst großer Schritt nach vorne durchgeführt. Es ist auf eine weiche und kontrollierte Bewegungsausführung zu achten. Die Distanz wird nach und nach gesteigert. Versuchen Sie diese Übung bei zunehmender Sicherheit auch rückwärts durchzuführen.

ACHTUNG: Aufgrund der möglicherweise großen Schritte sollten die Bewegungsrichtungen nicht vermischt werden. Bei den Schritten vorwärts stellen Sie sich leicht vor die Stühle, bei den Schritten nach hinten stellen Sie sich so auf, dass die Stuhllehnen neben Ihnen nach hinten beginnen.

Maximaler Schritt „Zielscheibe"

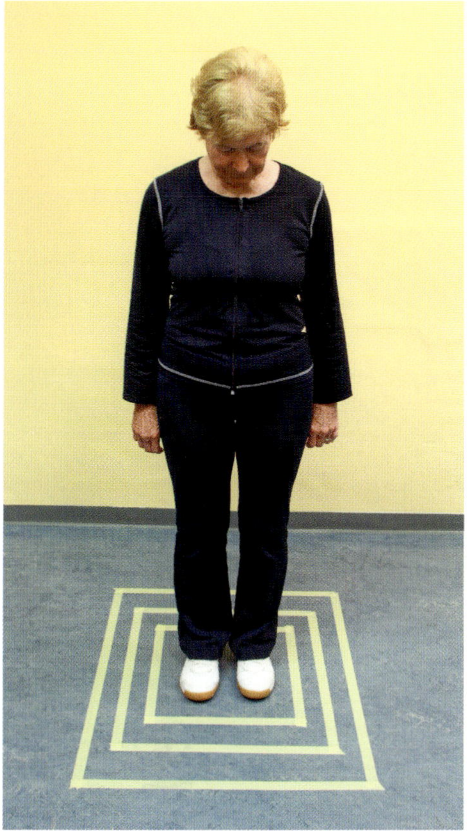

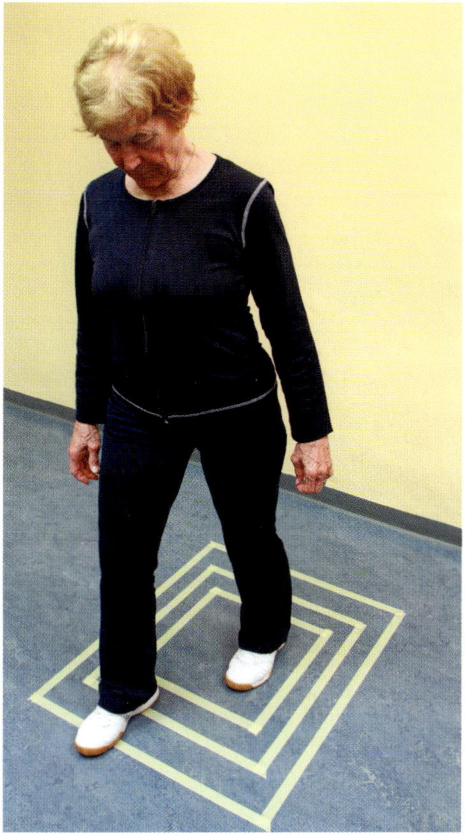

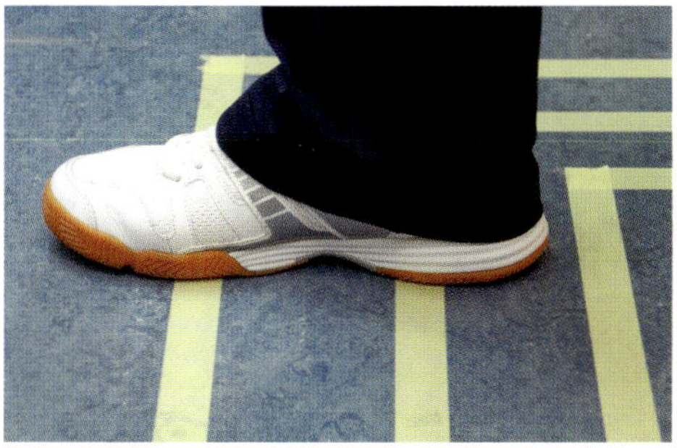

Auf dem Boden wird eine quadratische „Zielscheibe" mit Klebeband befestigt. Die einzelnen Quadrate (siehe Abbildung) dienen einerseits als Erschwernis „eine Linie überwinden zu müssen" andererseits auch als Rückmeldung, wie weit Sie die Schritte durchführen können. Aus dem aktiven Stand werden nun wiederholt möglichst weite Schritte in verschiedene Richtungen gesetzt. Dabei schätzen Sie sich vor jedem Schritt ein, und setzen sich ein möglichst präzises Ziel. Nehmen Sie sich Zeit, um wahrzunehmen, ob Sie sich richtig eingeschätzt haben, und ob Sie Ihr Ziel erreicht haben. Achten Sie auf eine gute Haltemöglichkeit! (Im Bild aus Gründen der besseren Darstellbarkeit nicht abgebildet.)

4.2 Kräftigungsübungen

Die Kräftigungsübungen dienen der Verbesserung der Kraftfähigkeit des gesamten Körpers. Je nach Fähigkeit können Sie die Übungen im Liegen (auch im Bett), im Sitzen und auch im Stand durchführen. Wählen Sie die Übungen nach Muskelgruppen aus (Bezeichnung in der Überschrift). Sie sollten alle großen Bereiche (Beine, Oberkörper, Rumpf (Bauch und Rücken), Arme/Schultern) durcharbeiten. Sie können dabei die Übungen im Liegen, Sitzen oder Stehen mischen. Halten Sie aber bitte folgende Reihenfolge der Übungen ein: Beine vor Oberkörper und Arme/Schultern vor Rumpf (Bauch und Rücken) vor Hals/Nacken. Achten Sie darauf, dass sich die Übung anstrengend anfühlt, aber keine Schmerzen bereitet!

Übungsanzahl	Wiederholungen/Serien	Häufigkeit pro Woche
6–10 Übungen	15 Wiederholungen/ 1- bis 3-mal 1–3 Minuten Serienpause	Mindestens 2-mal maximal 4-mal pro Woche

4.2.1 Am Boden

Beckenlift mit Theraband (Beine und Rücken)

In Rückenlage werden die Beine abgewinkelt aufgestellt. Die Fersen berühren den Boden, während die Fußspitzen abgehoben werden. Nehmen Sie nun ein Theraband und legen es sich mit leichter Spannung über den Bauch. Die Arme werden neben dem Körper aufgelegt. Versuchen Sie während der gesamten Übung die Arme in Bodenkontakt zu lassen. Heben Sie unter konstanter Bauchspannung das Gesäß wiederholt ab und senken Sie es während der Übung soweit ab, dass Sie die Matte leicht wahrnehmen. Am Ende der Übung senken Sie das Gesäß wieder bis ganz zum Boden ab.

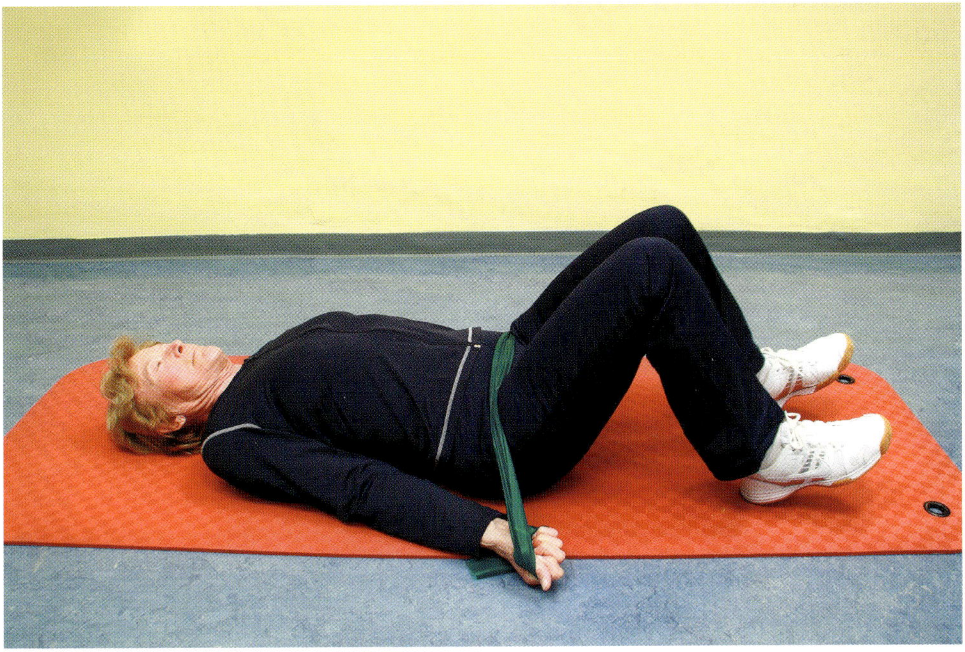

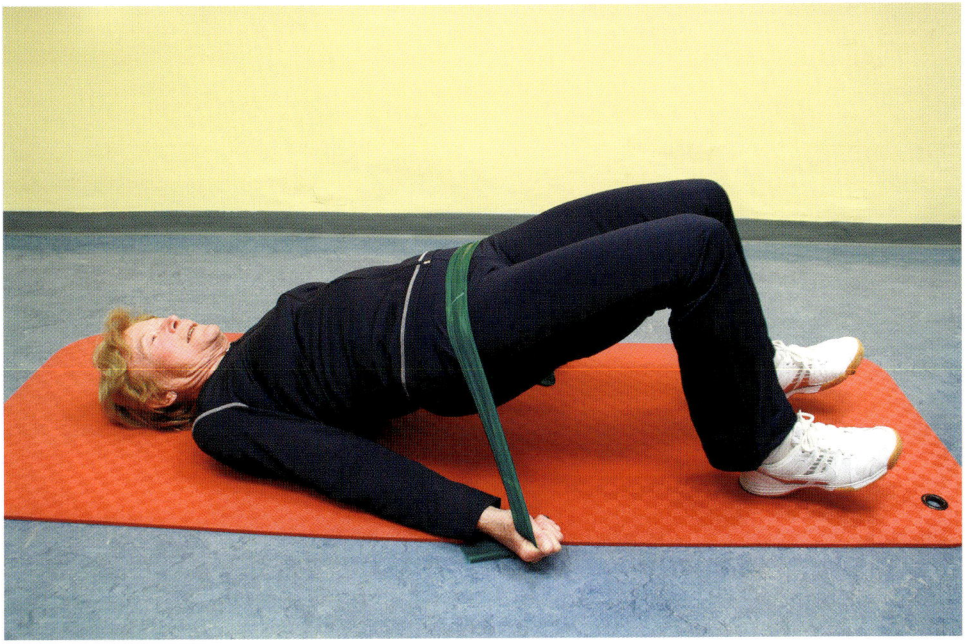

Unterarmstütz mit Beckenheben seitlich (Arme/Schultern und Rumpf)

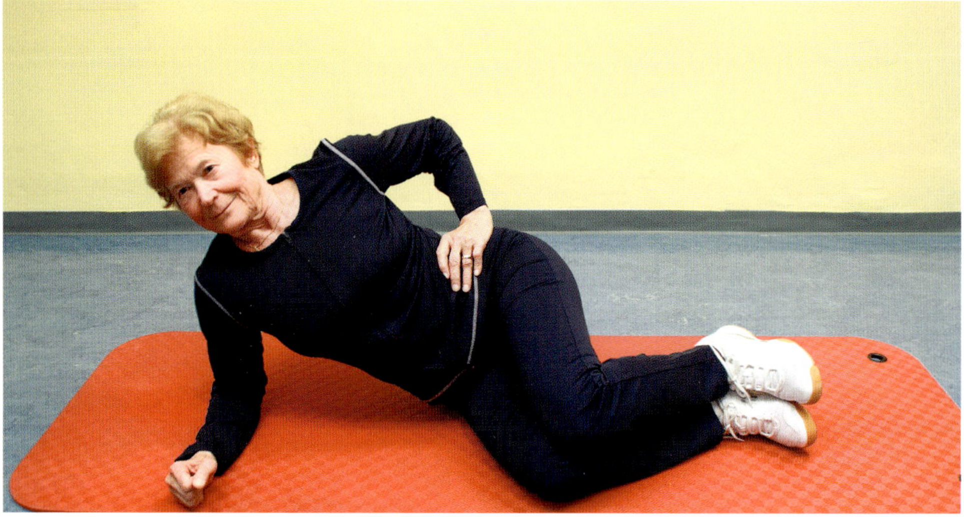

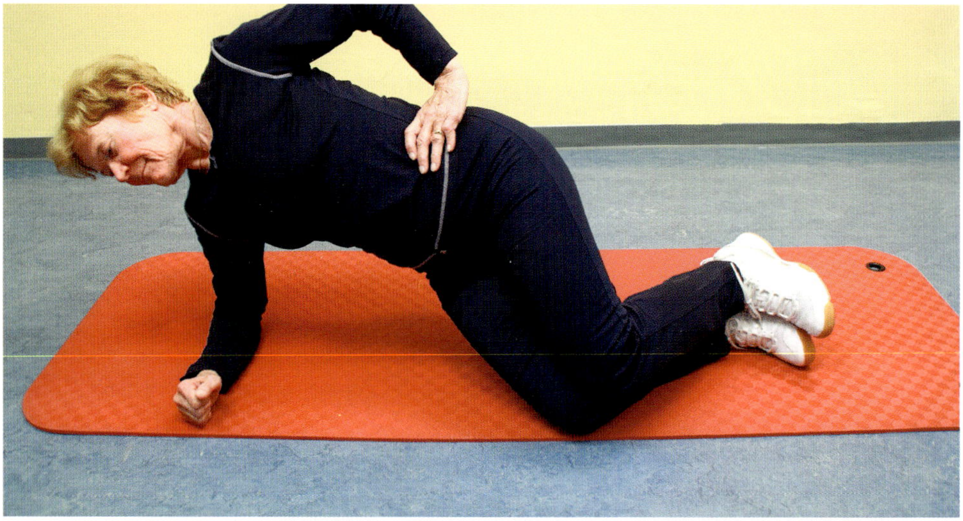

In Seitlage werden die Beine leicht in Hüfte und Knie abgewinkelt. Stützen Sie sich nun auf den Unterarm des unteren Arms. Der Oberarm sollte bei gespannter Schulter senkrecht bleiben. Die obere Hand können Sie als Gleichgewichtshilfe vor dem Bauch verwenden oder Sie stützen diese in die Taille. Heben Sie nun wiederholt das Gesäß ab und senken Sie es unvollständig wieder ab. Achten Sie während der gesamten Übung darauf, dass Ihre Schulter des stützenden Armes stabil bleibt! Nach Ende der Übung wird immer die Seite gewechselt.

Bauchübung (Bauch)

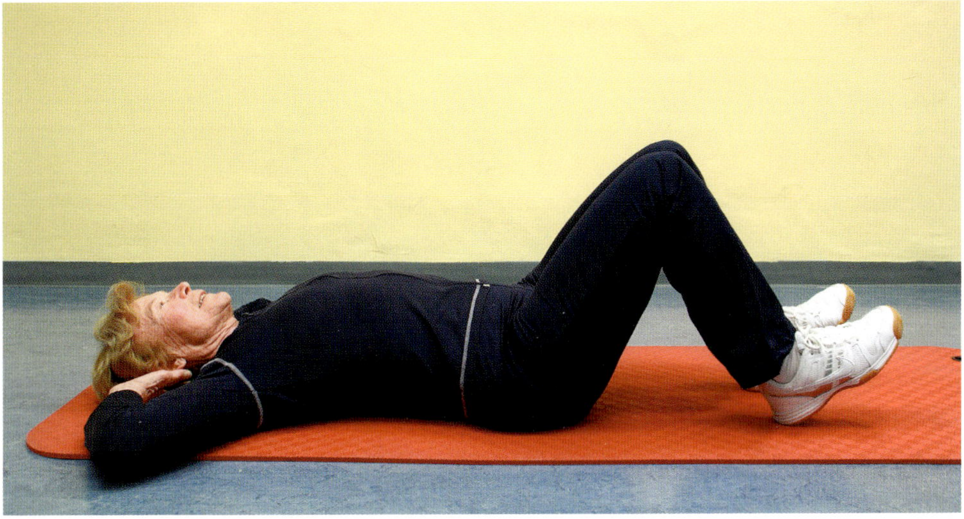

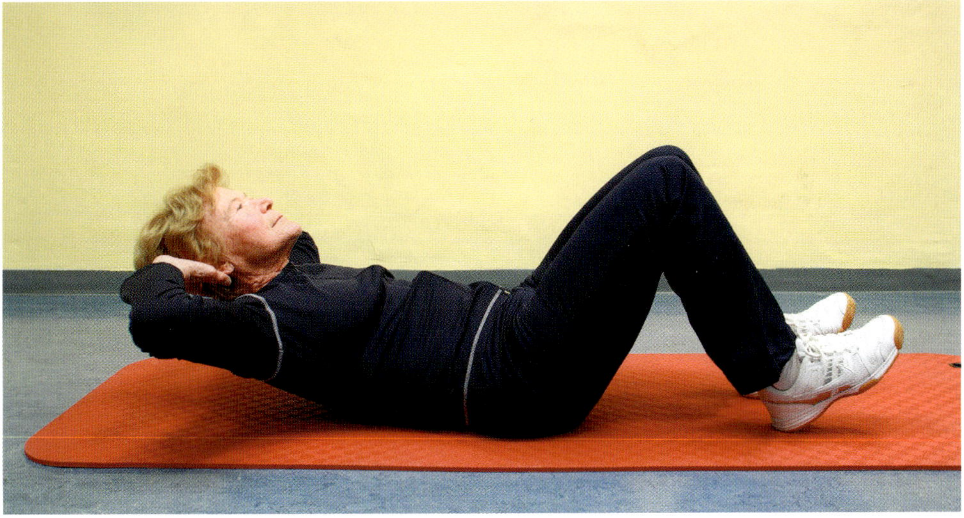

In Rückenlage werden die Beine aufgestellt. Die Fersen haben Bodenkontakt, während die Fußspitzen abgehoben werden. Spannen Sie nun das Gesäß an und drücken Sie den unteren Rücken sanft gegen die Matte. Die Hände legen Sie leicht hinter Ihren Kopf. Dabei achten Sie darauf, dass der Kopf in die Hände drückt, und nicht die Hände den Kopf vor drücken. Rollen Sie nun vom Kopf abwärts den Oberkörper gleichmäßig ab, bis die Schulterblätter keinen Bodenkontakt mehr haben. An der obersten Position versuchen Sie zusätzlich das Gesäß noch etwas mehr anzuspannen. Dann senken Sie den Oberkörper wieder ab, ohne dass der Kopf abgelegt wird. Die Übung wird mehrmals wiederholt.

Kopfheben (Hals)

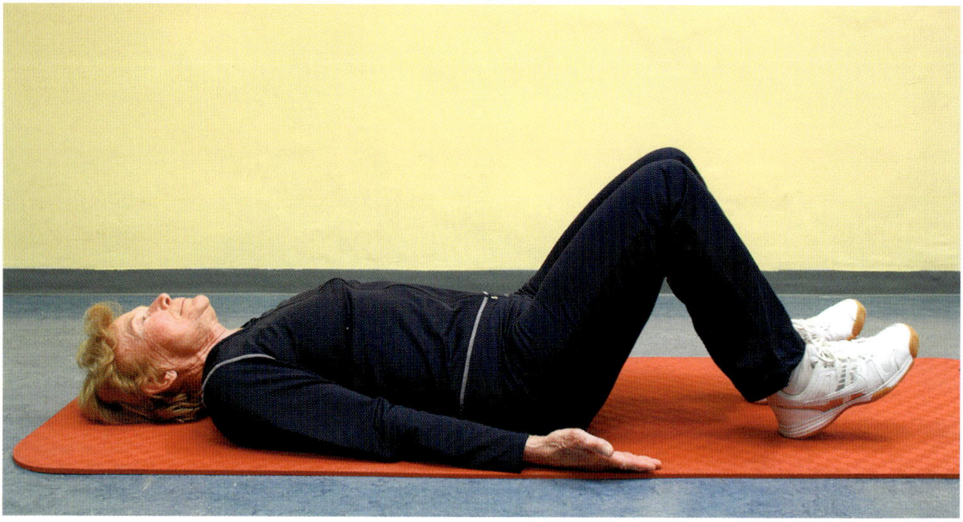

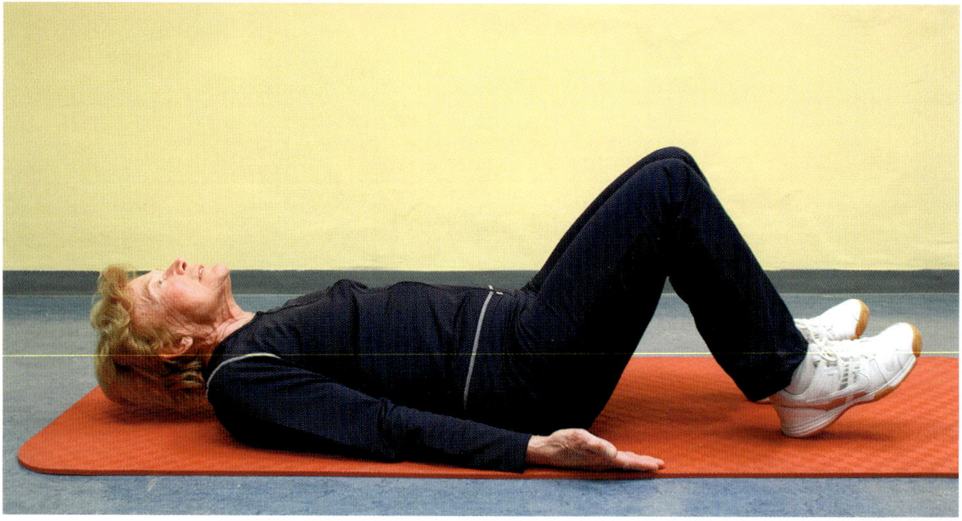

In Rückenlage werden die Beine aufgestellt. Die Fußsohlen haben Bodenkontakt. Die Arme liegen mit der Handfläche nach oben neben dem Körper. Der Kopf wird nun dem Nicken ähnlich wiederholt abgehoben und wieder abgelegt. Versuchen Sie während der gesamten Übung die Schultern moderat gegen den Boden zu drücken. **ACHTUNG:** Den Kopf weder beim Heben noch beim Senken in den Nacken legen!

Nackenkräftigung in Bankstellung (Nacken)

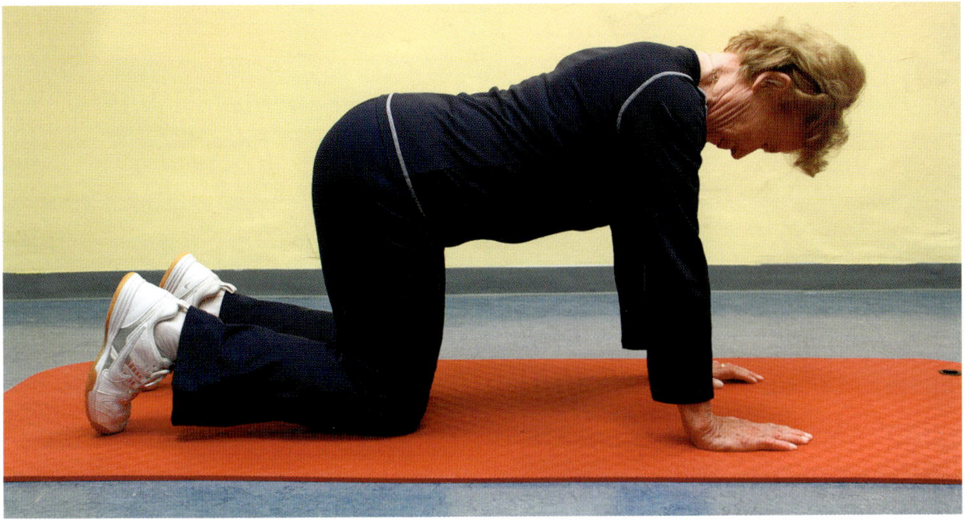

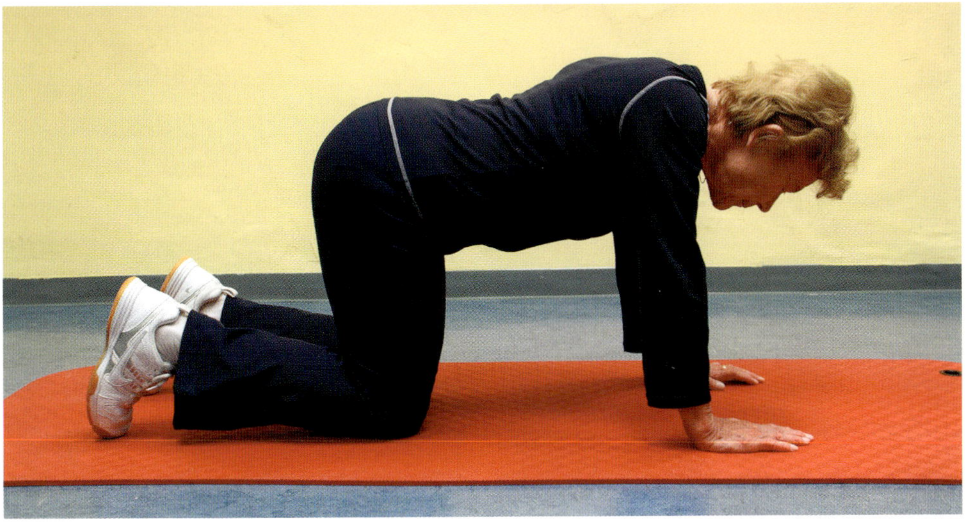

Im Vierfüßlerstand wird das Gewicht gleichmäßig auf Knie und Hände verteilt. Der Rücken wird gerade gerichtet und in leichter Bauchspannung gehalten. Die eigentliche Bewegung wird im Nacken durchgeführt: Dabei wird der Kopf ähnlich dem „Picken einer Henne" gesichtswärts Richtung Boden und hinterkopfwärts nach oben bewegt. Die Bewegung wird in einem schmerzfreien Bereich ausgeführt und dient der Kräftigung der Nackenmuskulatur.

4.2.2 Im Sitzen

Rudern mit dem Theraband (Rücken, Arme/Schultern)

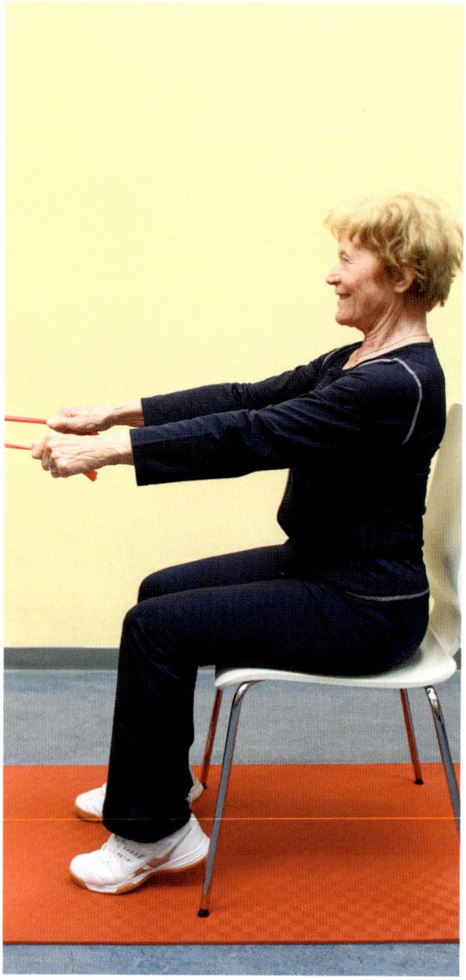

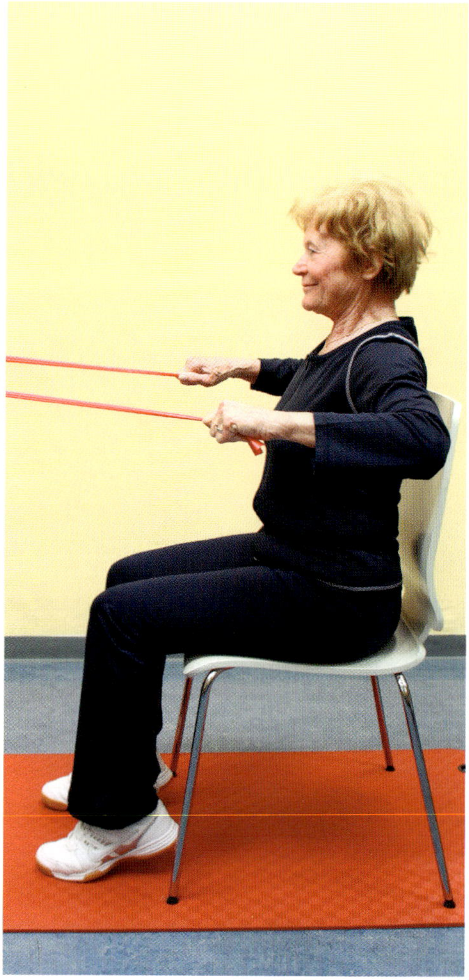

Diese Übung dient als Ausgleichsübungen und führt zu einer verbesserten Oberkörperaufrichtung. Das Theraband wird an einer stabilen Möglichkeit (z. B.: Türschnalle) befestigt. Sie setzen sich auf einen Stuhl im vorderen Drittel der Sitzfläche und beugen und strecken die Arme wiederholt. Achten Sie dabei darauf, dass die Schultern während der gesamten Übung nach hinten unten gezogen und die Ellbogen leicht abgespreizt werden.

Armöffnen mit dem Theraband (Rücken, Arme/Schultern)

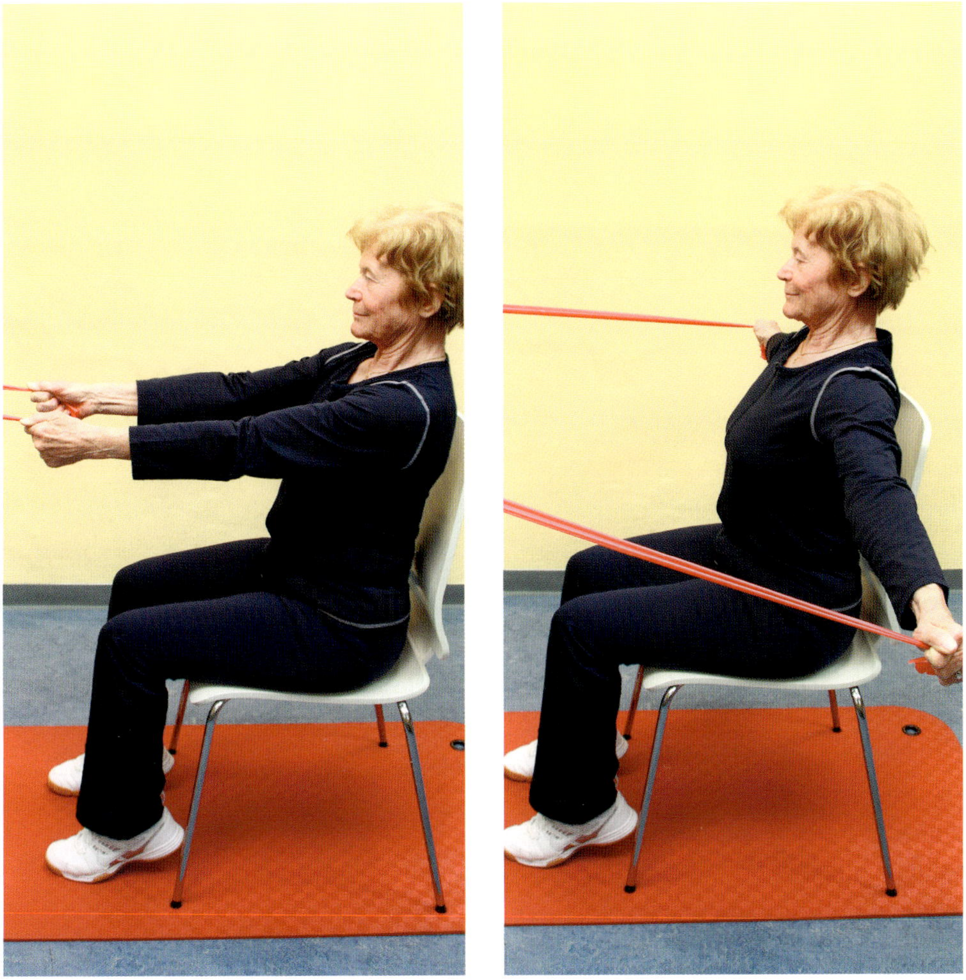

Diese Übung dient zur Verbesserung der Oberkörperaufrichtung. Das Theraband wird in Brustbeinhöhe befestigt. Sie setzen sich auf einen Stuhl im vorderen Drittel der Sitzfläche und öffnen die Arme gegen den Widerstand des Bandes. Wenn möglich sehen die Handflächen in der Ausgangsposition zueinander. Diese leichte Außenrotation in der Schulter wird bis zur Endstellung gehalten. Achten Sie dabei darauf, dass die Schultern während der gesamten Übung nach hinten unten gezogen werden. Bei aufsteigenden Nackenschmerzen brechen Sie die Übung bitte ab.

Armstrecken mit dem Theraband (Arme)

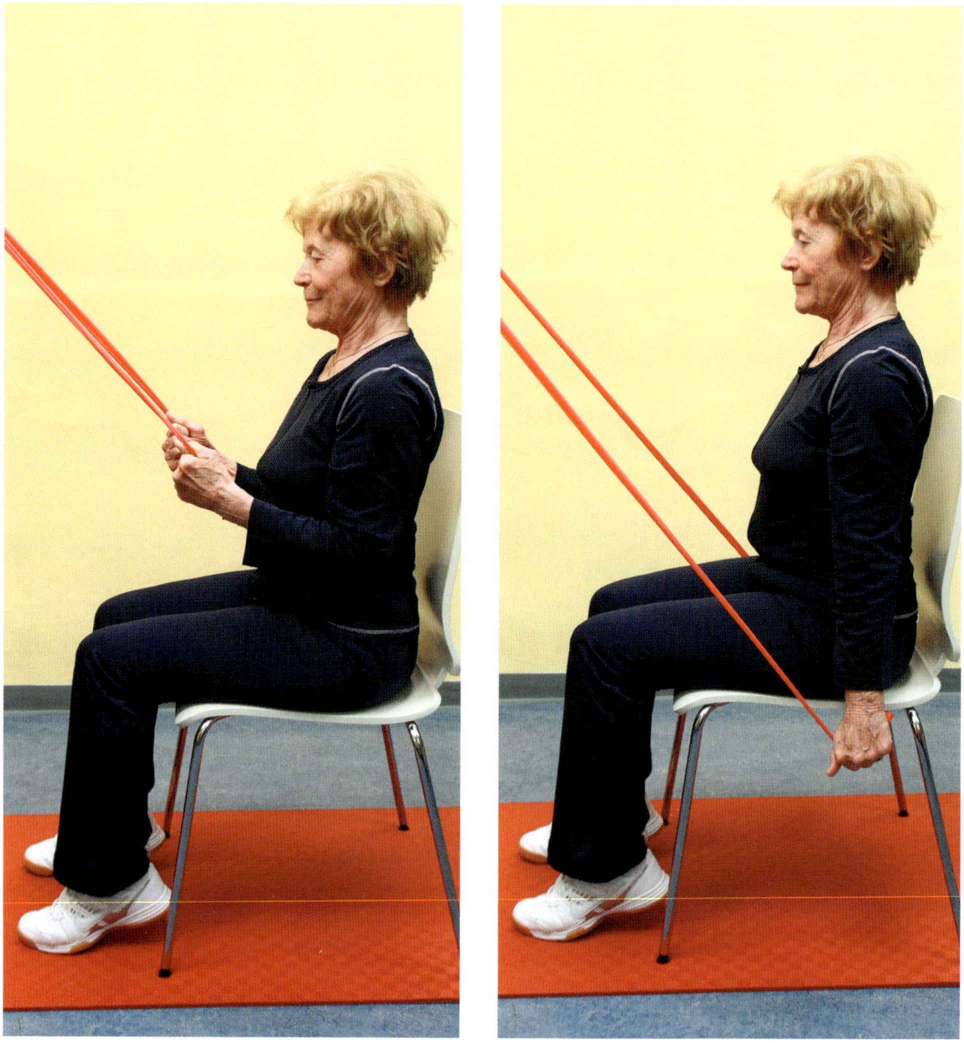

Diese Übung dient der Verbesserung der Kraft der Armstrecker, der Schultern und der Brustmuskulatur. Sie setzen sich auf einen Stuhl im vorderen Drittel der Sitzfläche und legen sich das Band unterhalb der Achseln um Ihren Brustkorb. Jeweils ein Ende des Bandes halten Sie in Händen. Sie spannen leicht die Muskulatur zwischen den Schulterblättern an und versuchen nun gegen den Zug des Bandes die Arme zu strecken. Dabei werden in der Ausgangsstellung die Ellbogen gebeugt und leicht abgespreizt. In der Endstellung werden die Arme gestreckt. Achten Sie auf stabile Handgelenke.

Armbeugen mit Kurzhanteln (Arme)

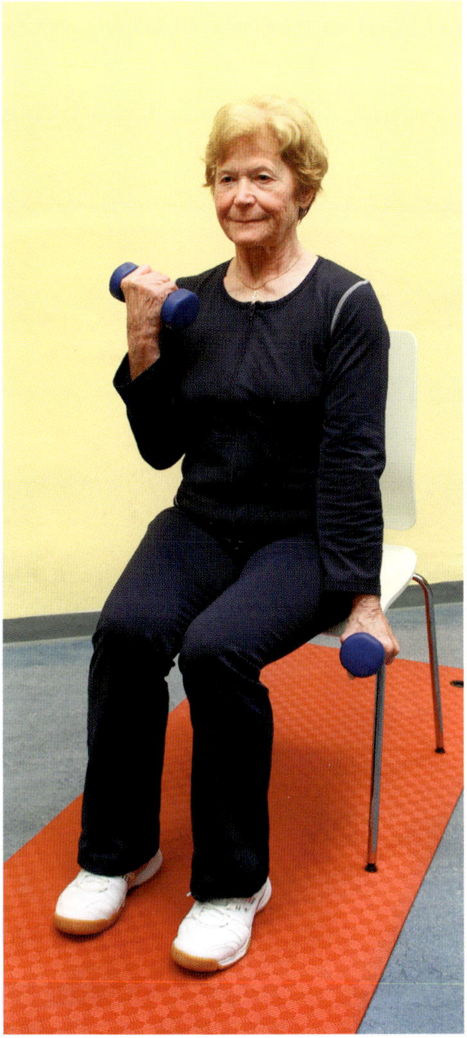

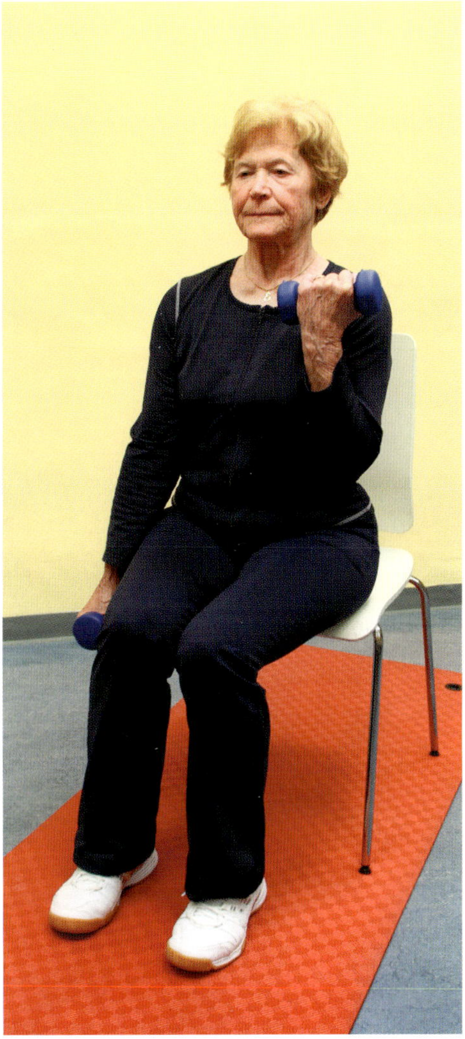

Diese Übung dient zur Verbesserung der Kraft der Armbeuger. Sie setzen sich auf einen Stuhl im vorderen Drittel der Sitzfläche und stellen beide Füße auf das Band. Sie nehmen jeweils eine Hantel in eine Hand. Dabei können Sie die Hände in Neutralhaltung (Daumen nach vorne) oder im Kammgriff (Daumen nach außen) halten. Nun beugen Sie beide Arme, wobei Sie darauf achten, dass der Ellbogen nicht nach hinten ausweicht. Wiederholen Sie die Übung mehrmals.

Seitheben mit Kurzhanteln (Schultern)

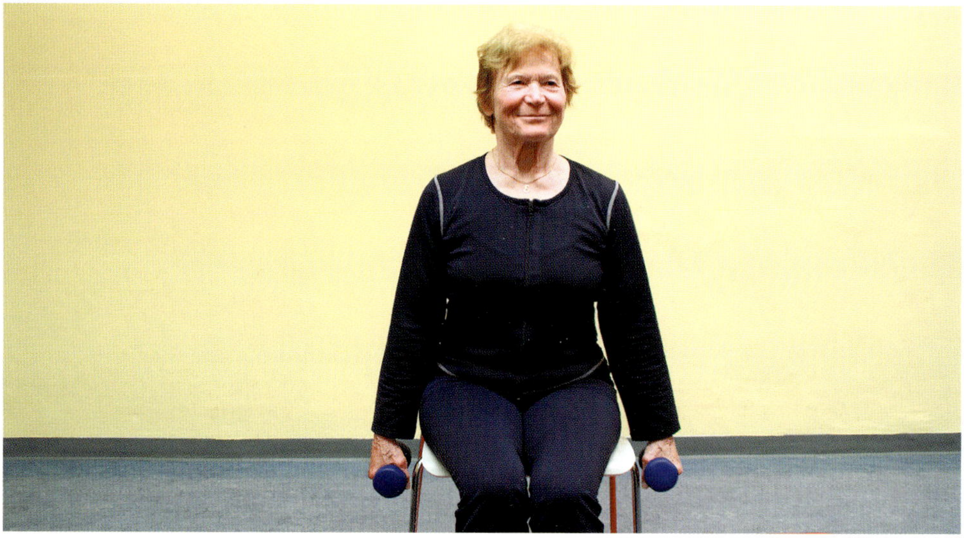

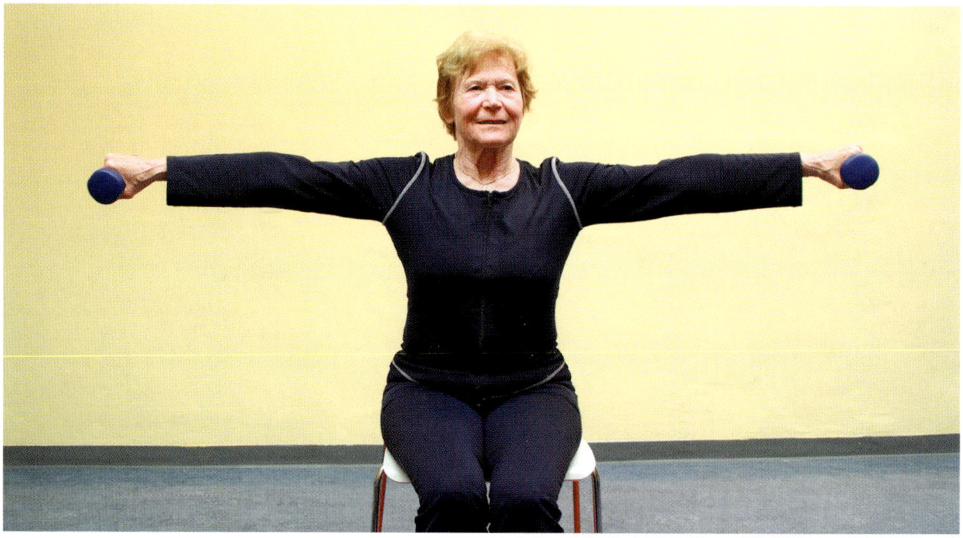

Diese Übung dient der Verbesserung der Kraft der Schultermuskulatur. Sie setzen sich auf einen Stuhl im vorderen Drittel der Sitzfläche und stellen beide Füße fest auf den Boden. Sie halten in jeder Hand eine Hantel. Die Handflächen sehen zueinander und die Schultern werden wieder nach hinten unten gezogen. Die Ellbogen sind leicht gebeugt. Nun heben Sie die Arme seitwärts ab. Achten Sie dabei darauf, dass Handgelenk, Ellbogengelenk und Schultergelenk immer eine Linie bilden. Heben Sie die Arme wiederholt ab und senken Sie diese wieder, dabei ist das Erreichen der Horizontale als Endstellung ausreichend.

Außenrotation mit dem Theraband (Schulterbereich)

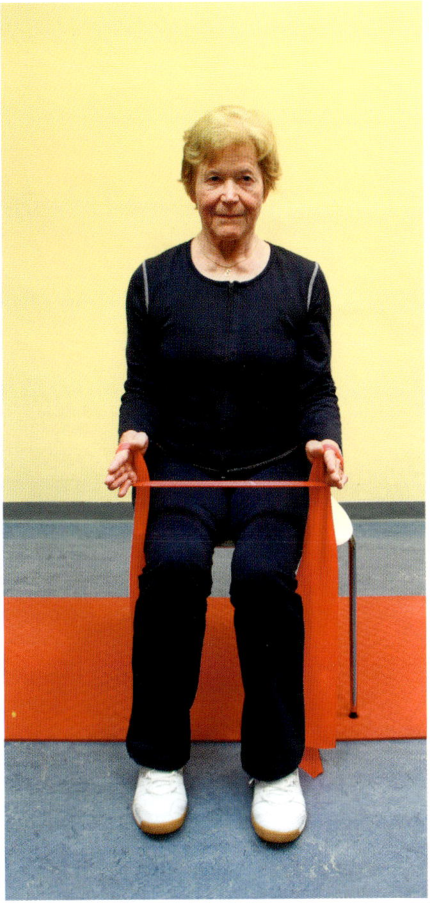

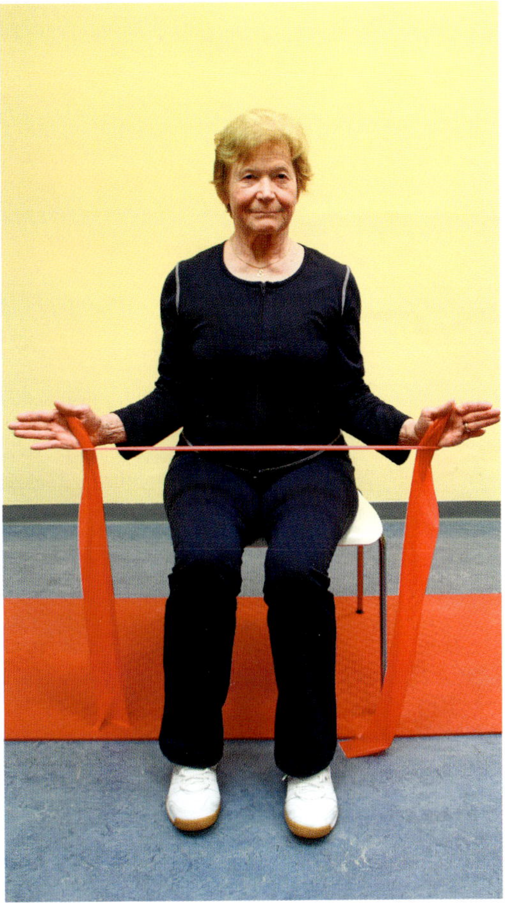

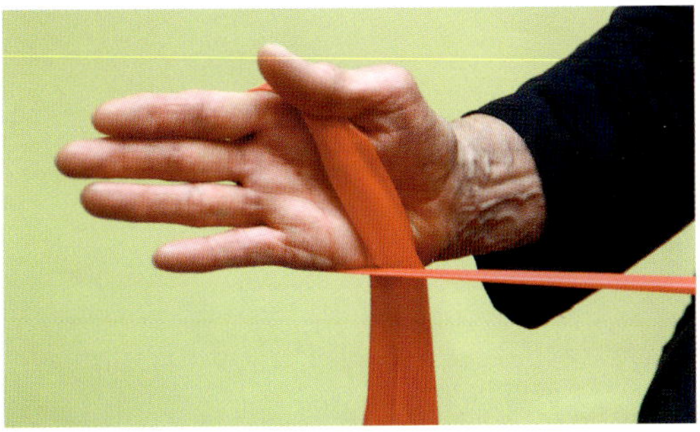

Diese Übung dient zur Verbesserung der Schulterstabilität über Kräftigung der Außenrotatoren. Im aufrechten Sitz nehmen Sie das Band schulterbreit in beide Hände. Die Daumen sehen nach oben. Nun versuchen Sie wiederholt die Unterarme gegen den Widerstand des Bandes nach außen zu rotieren. Achten Sie auf stabile Ellbogen, die Sie am Rumpf fixieren. Ebenso ist eine stabile Haltung der Handgelenke wichtig.

Vorfußheben (Beine)

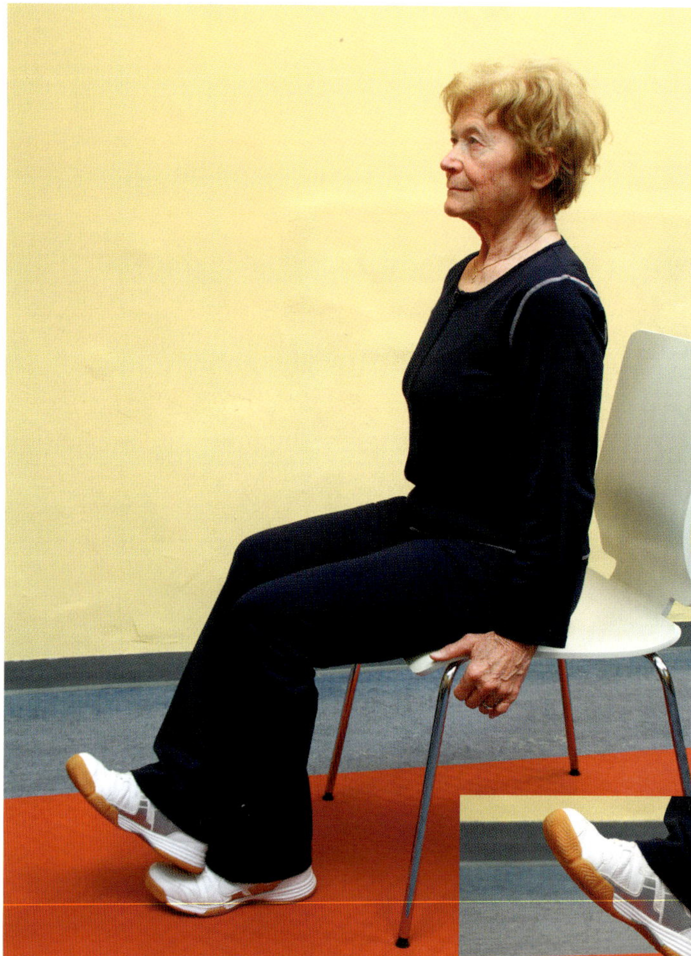

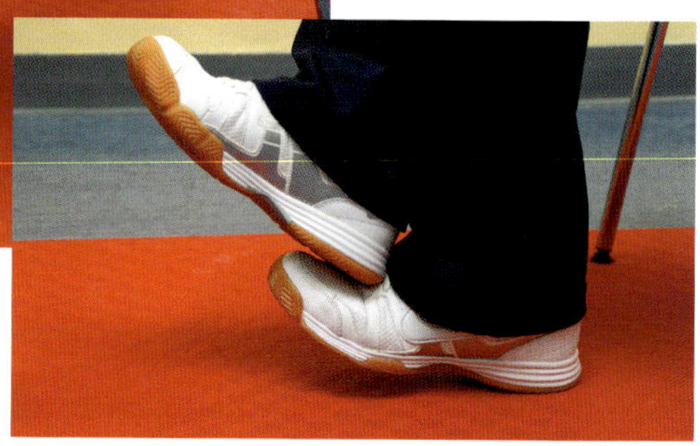

Bei dieser Übung sitzen Sie am vorderen Drittel der Sitzfläche Ihres Stuhls. Stellen Sie den linken Fuß auf den Boden. Die rechte Ferse wird nun auf den linken Vorfuß gelegt. Heben Sie nun wiederholt den linken Vorfuß ab. Das rechte Bein dient nun als Gewicht, gegen das der linke Vorfuß gehoben wird. Sie können die Übung intensivieren, wenn Sie aktiv mit dem oberen Fuß hinunterdrücken. Die Übung wird auf der anderen Seite wiederholt.

Beinheben mit Abrollbewegung (Beine)

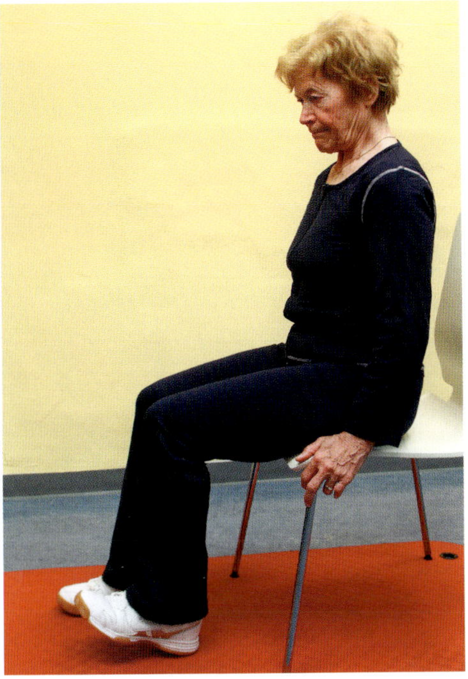

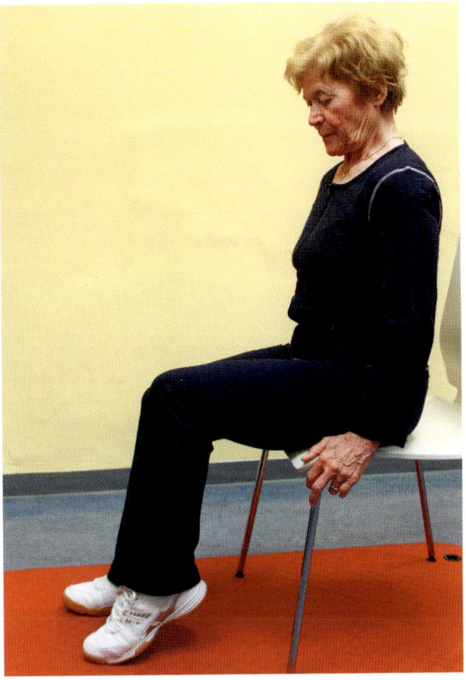

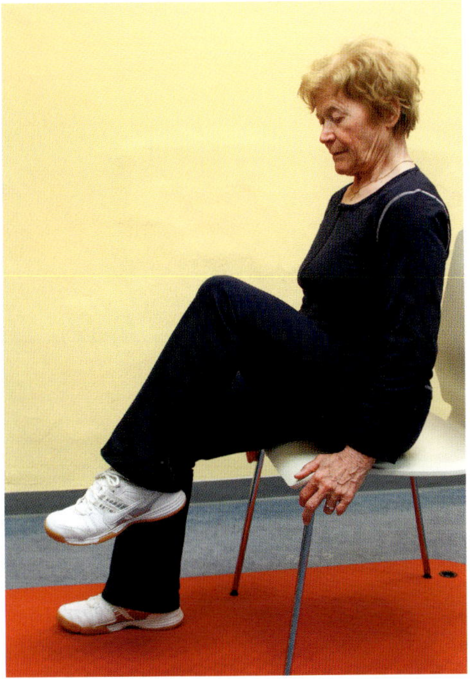

Diese Übung dient der Kräftigung der Oberschenkel und Hüftbeuger. Sie sitzen im vorderen Stuhldrittel und stützen sich mit den Händen an der Sitzfläche ab. Achten Sie auf einen stabilen Rumpf. Heben Sie nun einen Fuß ab und setzen Sie ihn langsam mit der Ferse wieder auf. Rollen Sie nun langsam über den ganzen Fuß ab und drücken Sie sich mit der Fußspitze kräftig ab. Dabei wird der Fuß wieder abgehoben und die Bewegung startet von neuem. Versuchen Sie das Abrollen kontrolliert und das Abdrücken zunehmend kräftiger durchzuführen.

4.2.3 Im Stehen

Wadenheben auf Erhöhung stehend (Beine)

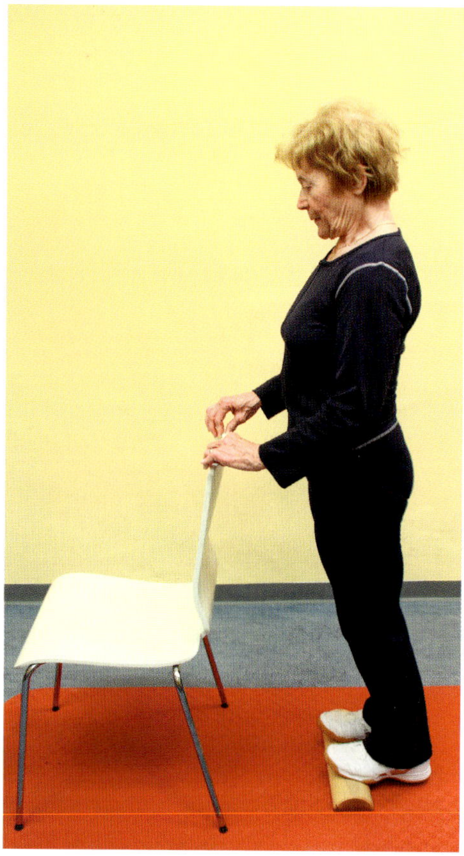

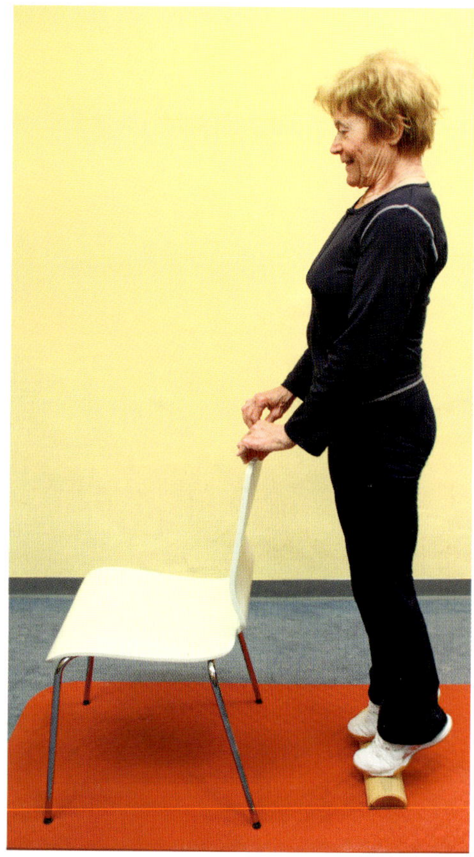

Stellen Sie sich hinter Ihren Stuhl oder eine stabile Haltemöglichkeit, legen Sie die Hände unbelastet zur Sicherheit auf die Lehne vor Ihnen. Heben Sie nun die Fersen wiederholt vom Boden ab, wobei die Fersen während der Übung den Boden nicht berühren sollten, um die Spannung nicht zu verlieren. Zur Erhöhung des Bewegungsausmaßes können Sie sich mit dem Vorfuß auf eine Treppe oder eine leichte Erhöhung stellen (siehe Abbildung „Fußwalze").

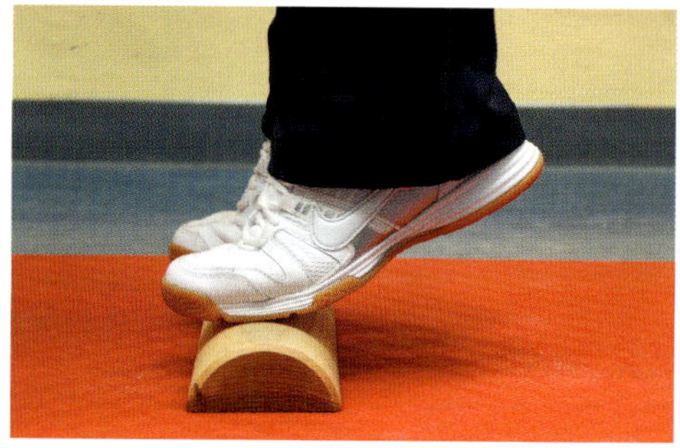

Kniebeuge mit Ganzkörperstreckung (Beine)

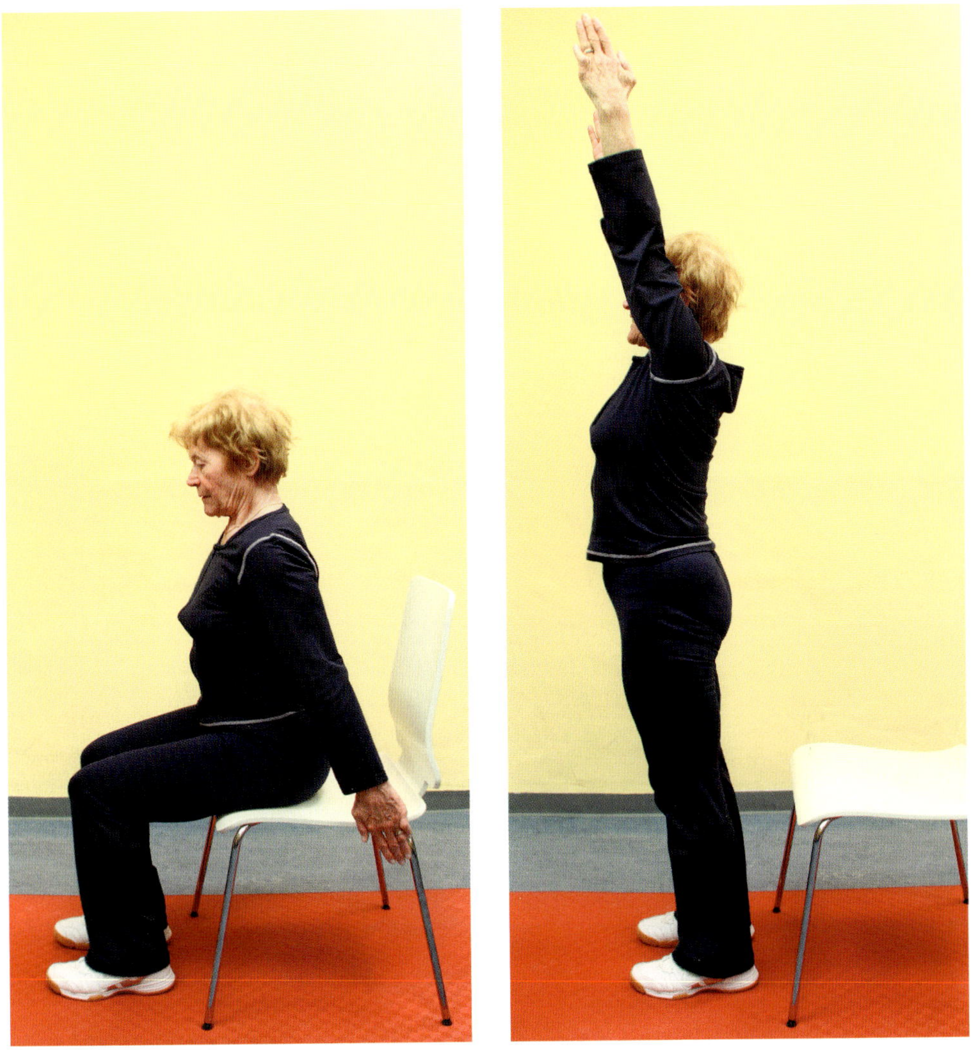

Die Kniebeuge ist eine einfach durchzuführende aber doch sehr anstrengende Übung zur Verbesserung der Beinkraft. Stellen Sie sich vor Ihren Stuhl. Beugen Sie nun beide Beine als ob Sie sich setzen wollten. Versuchen Sie den Rücken gerade, die Knie bei konstantem Abstand parallel und die Knie **nicht** deutlich vor den Fußspitzen zu halten. Beugen Sie die Beine nur soweit es Ihnen schmerzfrei möglich ist. Wenn Sie die Beine wieder strecken, heben Sie die Arme gestreckt vorwärts so hoch Sie können, ideal bis zur Senkrechten. Senken Sie die Arme wieder sobald Sie die Beine wieder beugen. Atmen Sie in der Streckbewegung ein und in der Beugebewegung aus.

Ausfallschritt (Beine)

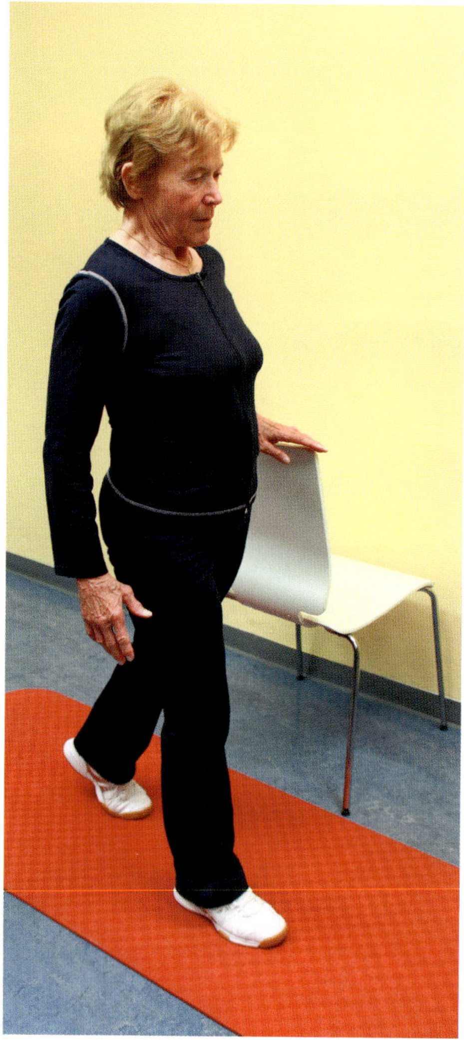

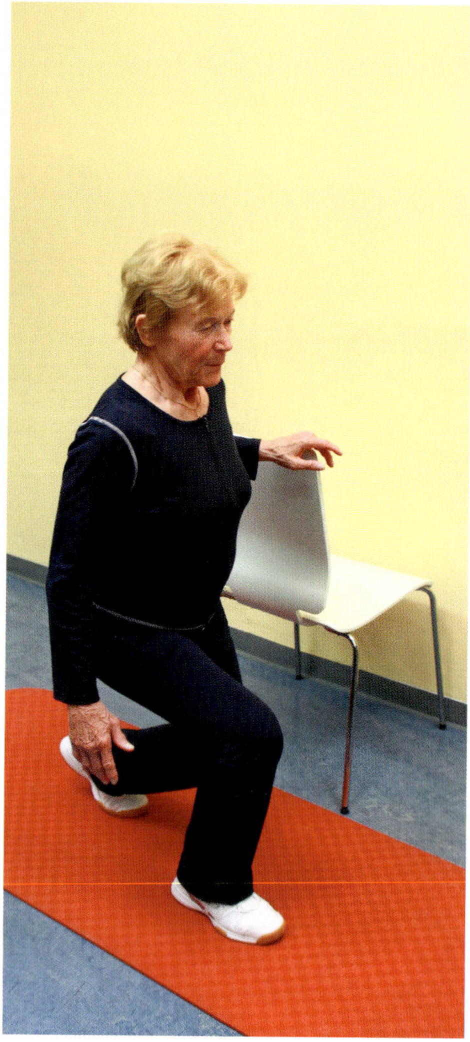

Diese Übung dient zur Verbesserung der Beinkraft. Stellen Sie sich zwischen zwei Stühle. Legen Sie beide Hände auf die Lehnen und machen Sie mit einem Bein einen Schritt nach hinten. Belasten Sie das vordere Bein und lösen Sie die Ferse des hinteren Fußes vom Boden. Versuchen Sie nun die Beine zu beugen. Beugen Sie Ihre Beine nur so weit, so lange es schmerzfrei möglich ist. Dabei sollte das vordere Knie nicht deutlich über die Fußspitze des vorderen Fußes hinausragen. Falls es Ihnen möglich ist, versuchen Sie die Übung ohne sich festzuhalten.

Beinabspreizen im Stand (Beine)

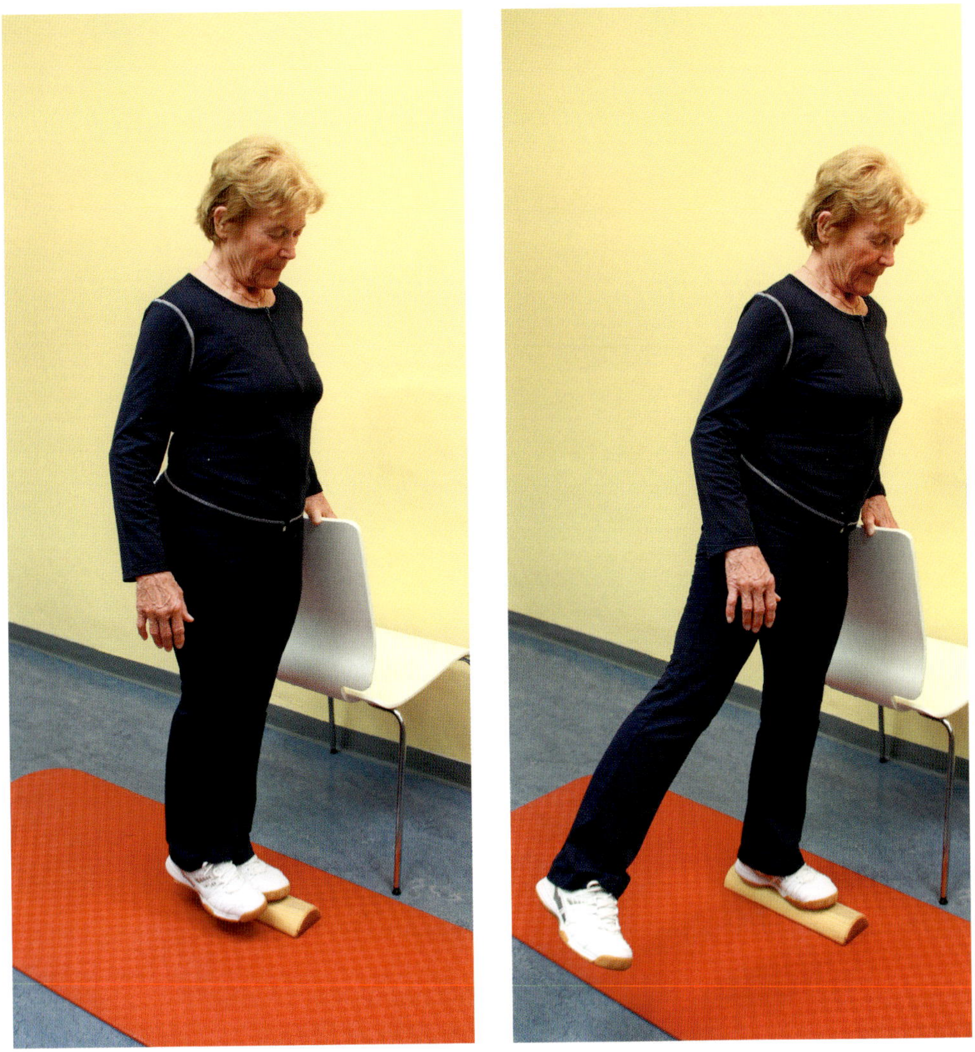

Sie stehen vor einem Stuhl und halten sich mit beiden Armen an der Stuhllehne an. Bei Verwendung eines Therabandes wird dieses oberhalb der Knie um die Bein gelegt, sodass es bei geschlossenen Beinen leicht gespannt ist. Bei Verwendung von Gewichtsmanschetten wird der Widerstand knapp oberhalb des Sprunggelenks befestigt. Dann spreizen Sie wiederholt das Übungsbein ab und ziehen es wieder heran. Es ist darauf zu achten, dass das Übungsbein während des Satzes keinen Bodenkontakt hat, um die Spannung nicht zu verlieren. Weiters muss auf die Rotation im Bein geachtet werden: Die Fußspitzen sollten nach vorne sehen und nicht nach außen gedreht werden.

Liegestütz gegen die Wand (Arme/Schultern)

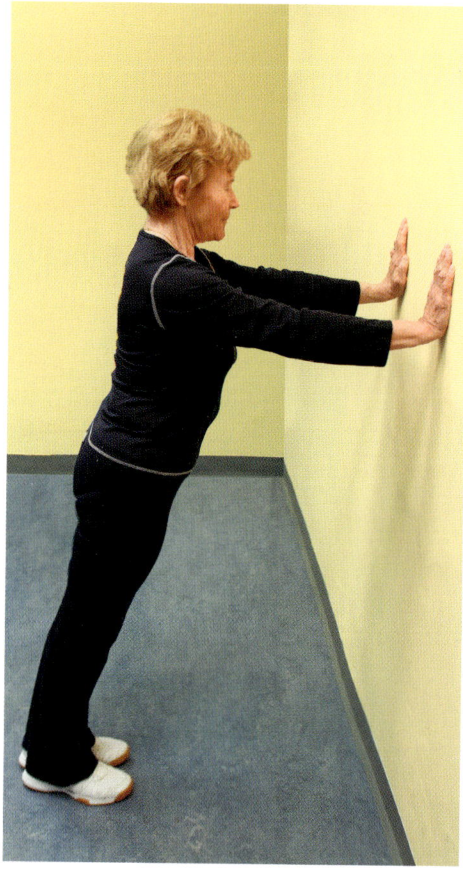

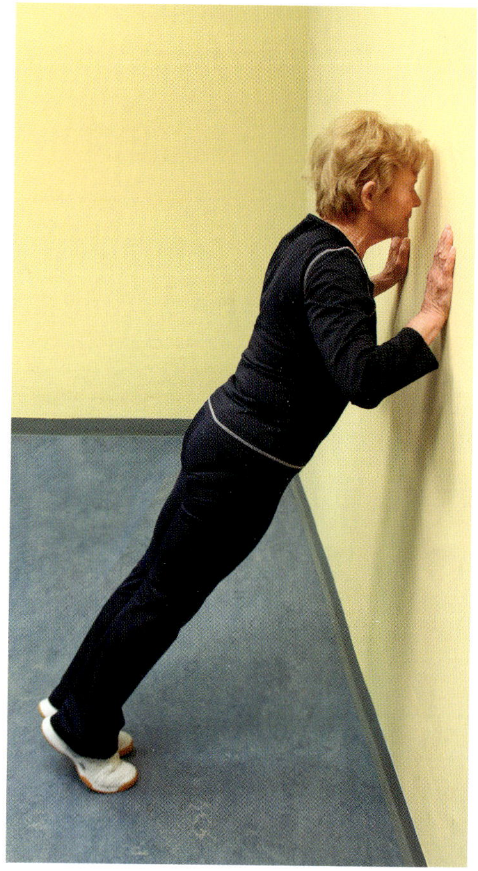

Bei dieser Übung benötigen Sie eine freie Wand, einen Handlauf oder einen Tisch. Stützen Sie sich gegen die Wand und versuchen Sie mit Ihrem Körper eine Gerade zu bilden. Die Arme sind etwas breiter als schulterbreit in Brusthöhe an der Wand. Sie müssen vor allem die Bauchmuskulatur anspannen. Beugen Sie nun wiederholt die Arme und strecken Sie diese wieder. Falls diese Übung zu leicht sein sollte, können Sie die Übung auch am Tisch oder am Handlauf ausführen.

4.3 Koordination

Die Übungen zur Verbesserung der Koordination zielen auf eine Verbesserung der Fähigkeiten ab, die für den Alltag benötigt werden. Dazu zählen besonders das Gleichgewicht, die Reaktion, die Umstellungsfähigkeit und die Koppelungsfähigkeit. Sorgen Sie für eine gute Haltemöglichkeit und führen Sie nur Übungen aus, die Ihnen zwar schwer, aber sicher erscheinen!

Übungsanzahl	Belastungszeit/Serien	Häufigkeit pro Woche
3–8 Übungen	Ca. 30 Sekunden/ 4-mal wiederholen, Pause 40 Sekunden	Zweimal wöchentlich bis maximal täglich möglich

4.3.1 Am Boden

Wechsel Passgang und Diagonalschritt in Rückenlage

In Rückenlage versuchen Sie zugleich das linke Bein und den linken Arm zu heben. Senken Sie nun beide wieder und heben Sie Bein und Arm der rechten Seite. Wiederholen Sie das mehrmals. Das wird als Passgang bezeichnet. Versuchen Sie nun das rechte Bein und den linken Arm zugleich zu heben. Wechseln Sie nun die Seite und wiederholen Sie das mehrmals. Das ist der Diagonalschritt, wie er auch beim Gehen zum Einsatz kommt. Versuchen Sie nun möglichst ohne zu stoppen zwischen Passgang und Diagonalschritt zu wechseln.

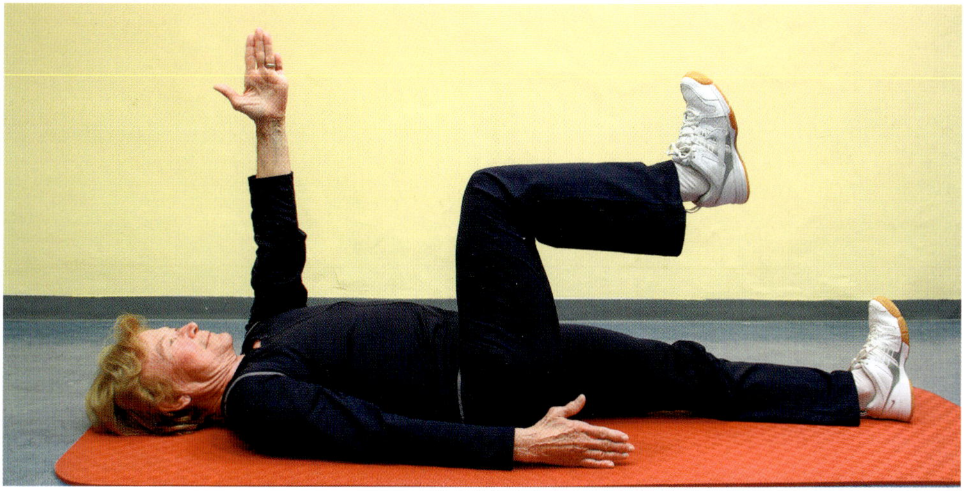

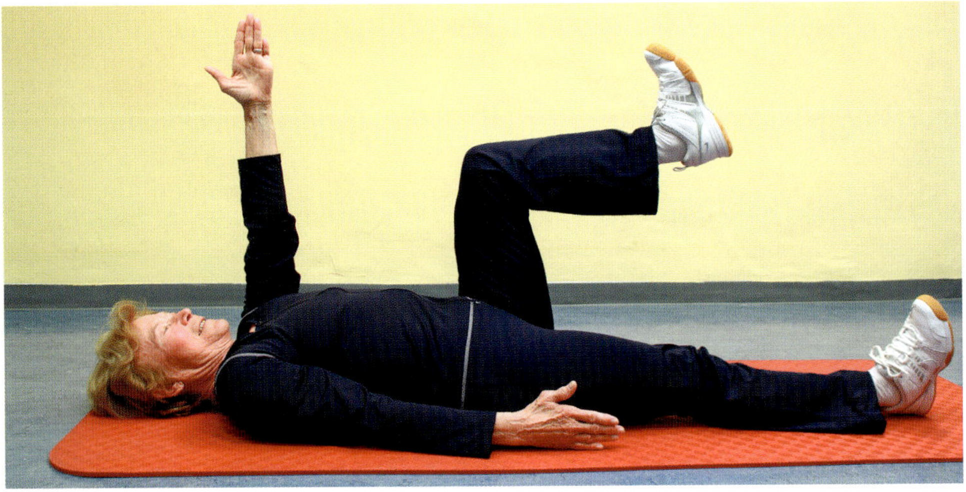

Vierfüßlerstand auf labiler Unterlage

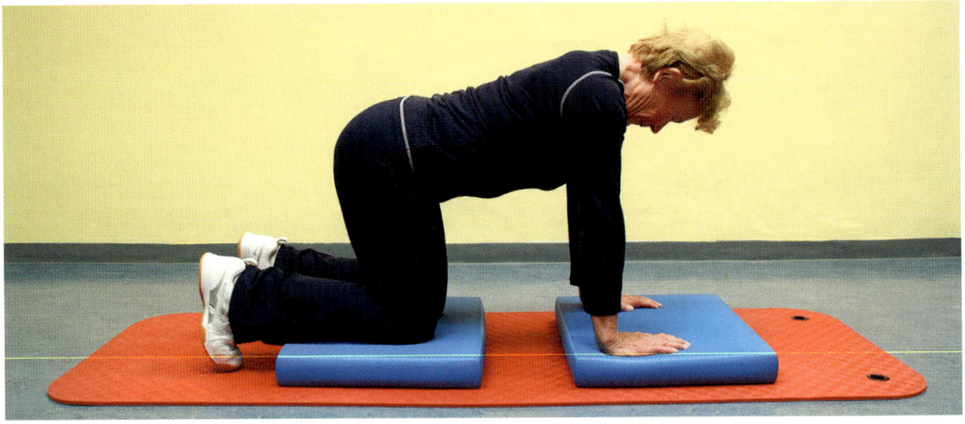

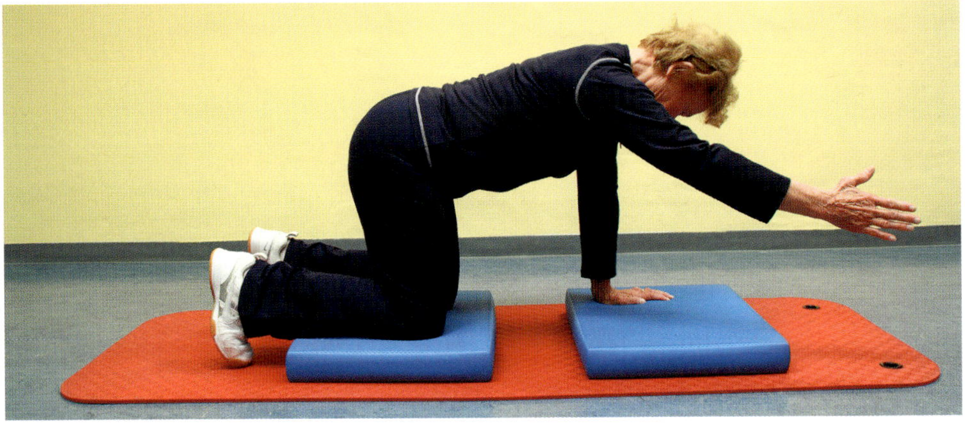

Im Vierfüßlerstand können Sie die Hände auf eine labile Unterlage legen. Bringen Sie nun etwas Gewicht darauf und versuchen Sie die Unterlage möglichst stabil zu halten. Ebenso können Sie versuchen abwechselnd die linke und rechte Hand zu belasten. Die Übung ist ebenso mit den Füßen auf der Unterlage möglich. Zur Steigerung der Schwierigkeit kann ein Arm oder ein Bein abgehoben werden. Dabei sollte der Rumpf möglichst stabil bleiben. Besonders schwierig ist das Abheben eines Armes und eines Beines, dabei sollte das Abheben diagonal erfolgen.

4.3.2 Im Sitzen

Sitzen auf labiler Unterlage

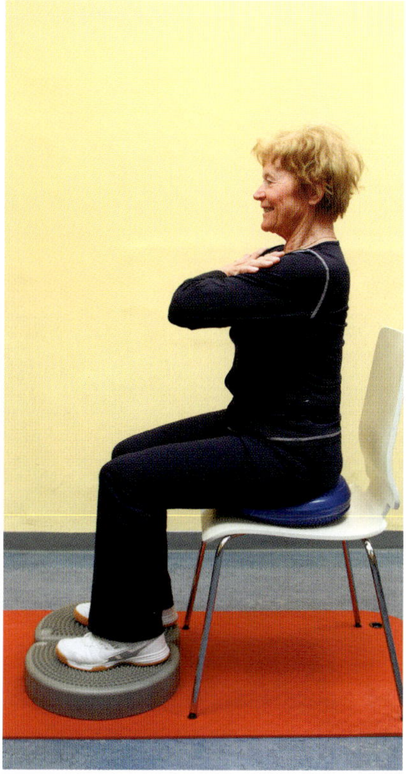

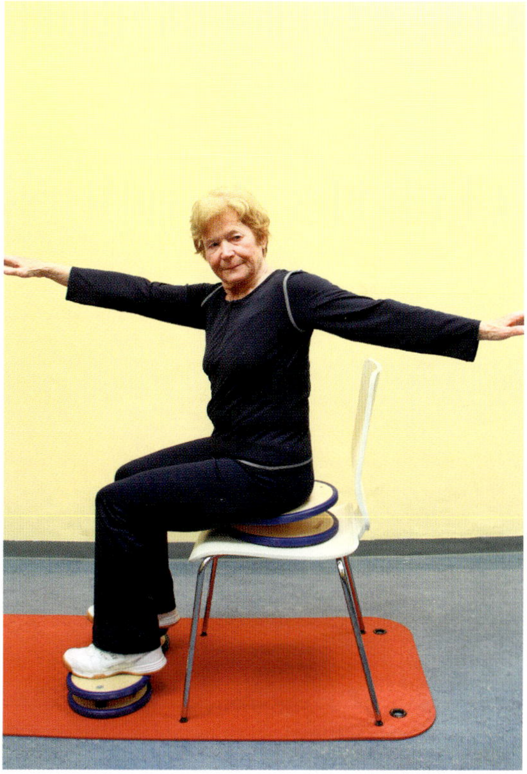

Setzen Sie sich auf eine labile Unterlage (siehe Abbildung) und versuchen Sie diese im Gleichgewicht zu halten, das Gewicht vor und zurück, links und rechts zu verlagern und später das Gewicht kreisförmig zu verlagern. Erschwerend können Sie sich auch unter die Füße eine labile Unterlage legen.

Wechsel Passgang und Diagonalschritt im Sitzen

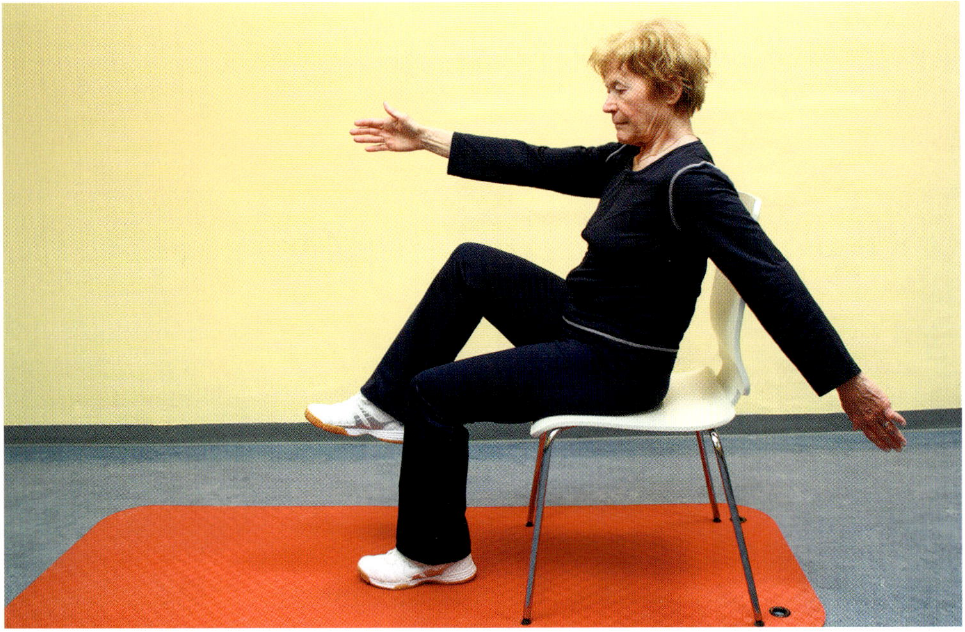

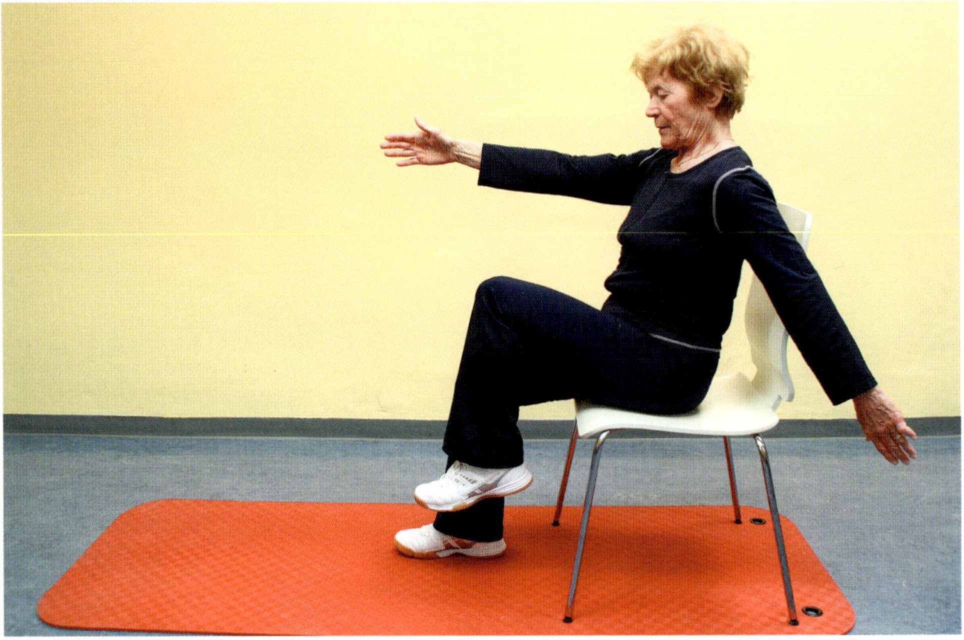

Im Sitzen versuchen Sie den Passgang: Heben Sie zugleich das linke Bein und den linken Arm. Senken Sie nun beide wieder und heben Sie Bein und Arm der rechten

Seite. Wiederholen Sie das mehrmals. Versuchen Sie nun den Diagonalschritt: Heben Sie das rechte Bein und den linken Arm zugleich. Wechseln Sie nun die Seite und wiederholen Sie das mehrmals. Versuchen Sie nun möglichst ohne zu stoppen zwischen Passgang und Diagonalschritt zu wechseln.

Ballwurf im Sitzen

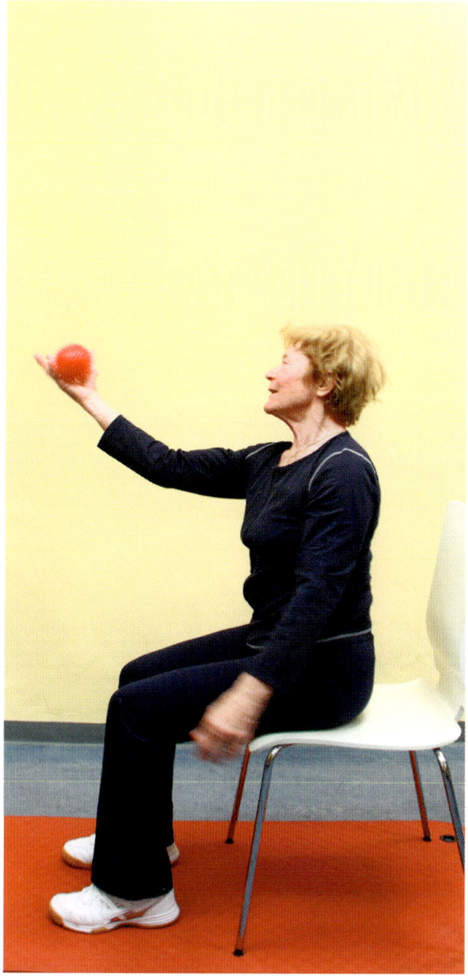

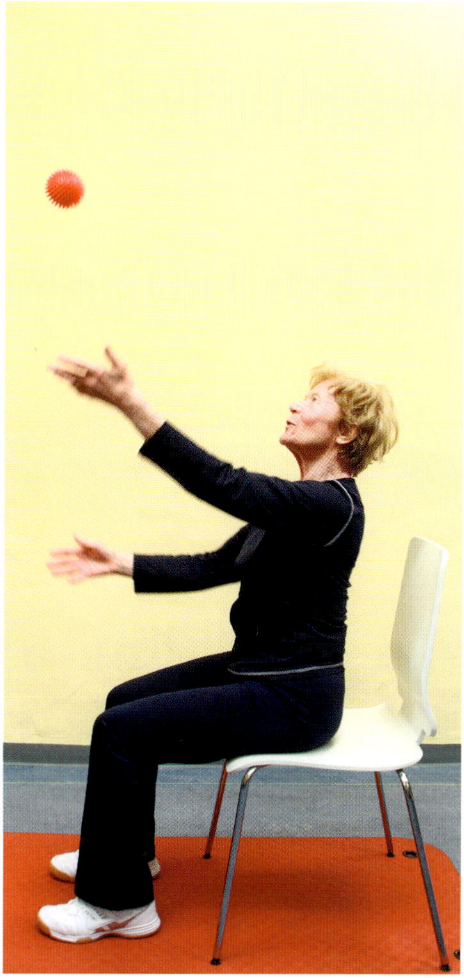

Werfen Sie sitzend einen Ball senkrecht nach oben oder gegen die Wand und versuchen Sie diesen wieder zu fangen. Erschwerend können Sie beim Werfen die Augen schließen und erst, wenn Sie den Ball geworfen haben, oder Sie den Kontakt an der Wand hören, wieder die Augen öffnen. Ebenso kann Ihnen ein Partner den Ball zuwerfen.

4.3.3 Im Stehen

Standgrenzen ausloten (Baum im Wind)

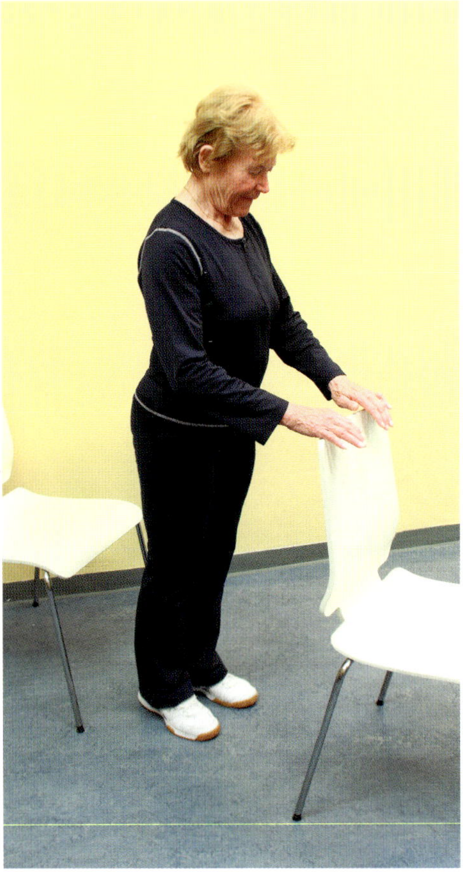

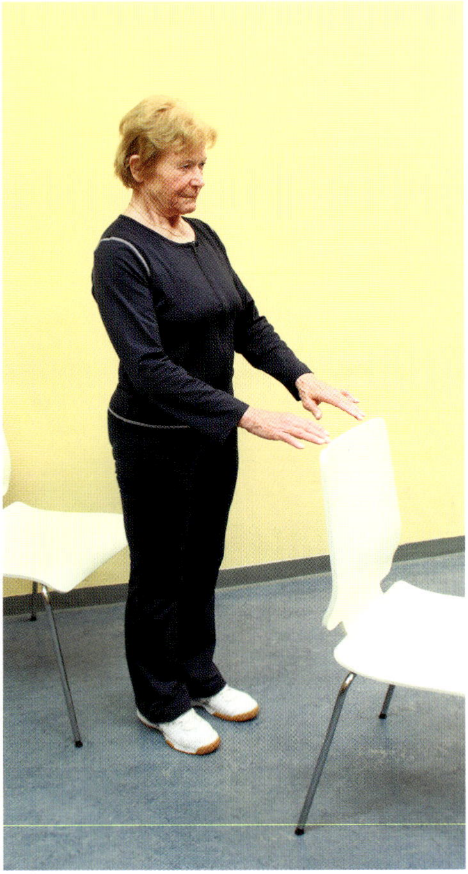

Diese Übung dient zur Verbesserung des statischen Gleichgewichts und verbessert die Wahrnehmung des Körperschwerpunkts sowie der Grenzen der Standfläche. Achten Sie auch hier immer auf eine stabile Haltemöglichkeit! Im anfangs parallelen hüftbreiten Stand versuchen Sie den Körperschwerpunkt (das gefühlte Gewicht) innerhalb Ihrer Standfläche vor und zurück zu verlagern. Achten Sie dabei darauf, dass die Bewegung über Ihr Sprunggelenk erfolgt, während das Hüftgelenk stabil bleibt. Versuchen Sie das Gewicht soweit als möglich vor und auch wieder zurück zu verlagern, ohne das Gleichgewicht zu verlieren. (**ACHTUNG:** Verlagern Sie das Gewicht besonders langsam nach hinten, da es hier abrupt zu einem Gleichgewichtsverlust kommen kann!) Wenn Sie die Übung ohne Schwierigkeiten beherrschen, versuchen Sie mit einer zweiten Person als Sicherung die Elemente zur Steigerung einzusetzen.

Steigerungsmöglichkeiten und empfohlene Reihenfolge (Baum im Wind)

1. Fersen und evtl. Vorfuß abheben
2. Füße geschlossen parallel
3. Den Kopf während der Übung langsam links und rechts drehen
4. Füße auf eine leicht labile Unterlage stellen
5. Beide Augen schließen

Gewichtverlagern vor rück „Schrittwippe"

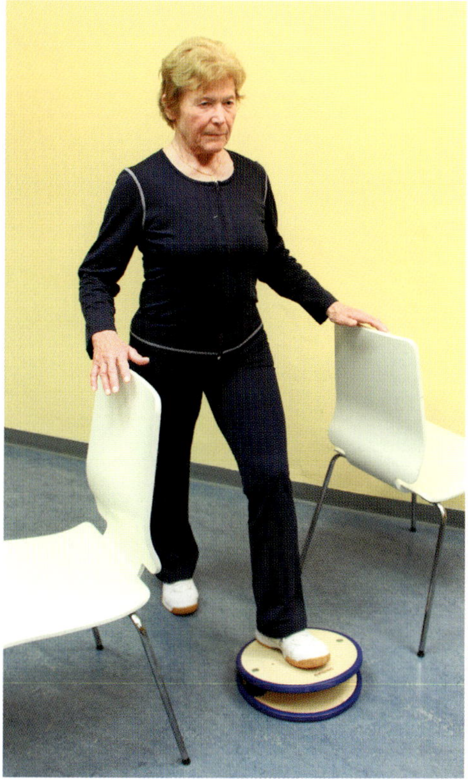

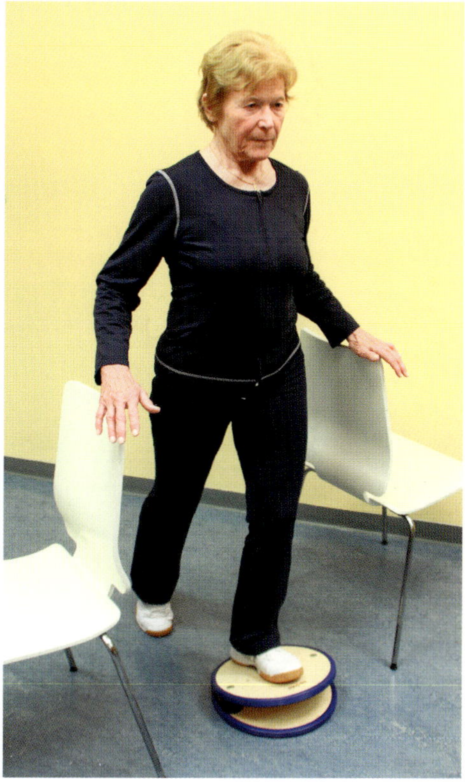

Sie stellen sich in Schrittstellung auf (eine für Sie angenehme Schrittlänge), dann beugen Sie beide Beine ganz leicht und beginnen langsam und gleichmäßig abwechselnd das vordere Bein und dann das hintere Bein zu belasten. Die Füße sollten nicht zu schmal hintereinander aufgestellt werden, achten Sie auf eine etwa hüftbreite Schrittbreite. Wichtig ist, dass die Bewegung kontrolliert also nicht zu hastig ausgeführt wird, um die Gewichtsverlagerung besser wahrnehmen zu können. Sie können die Bewegung erschweren, indem Sie ein oder beide Augen schließen.

Gewichtverlagern links rechts

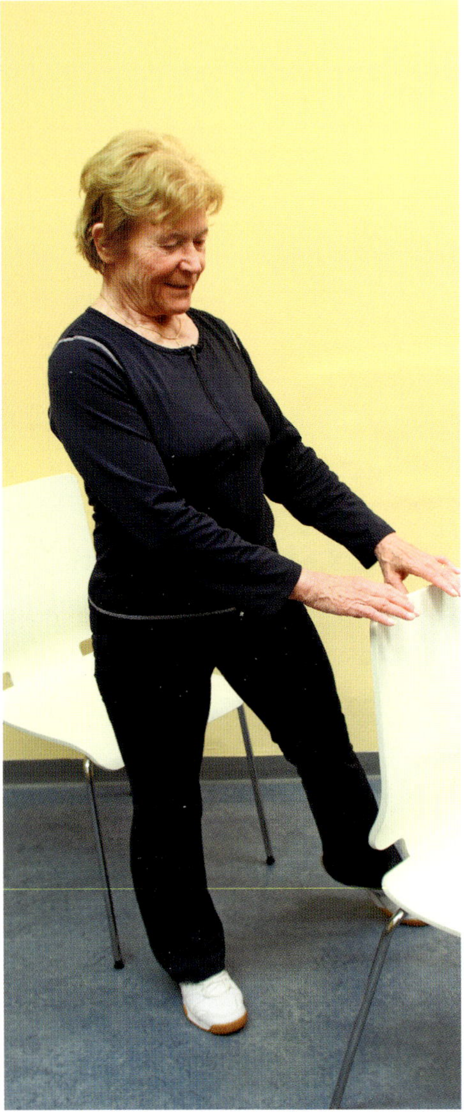

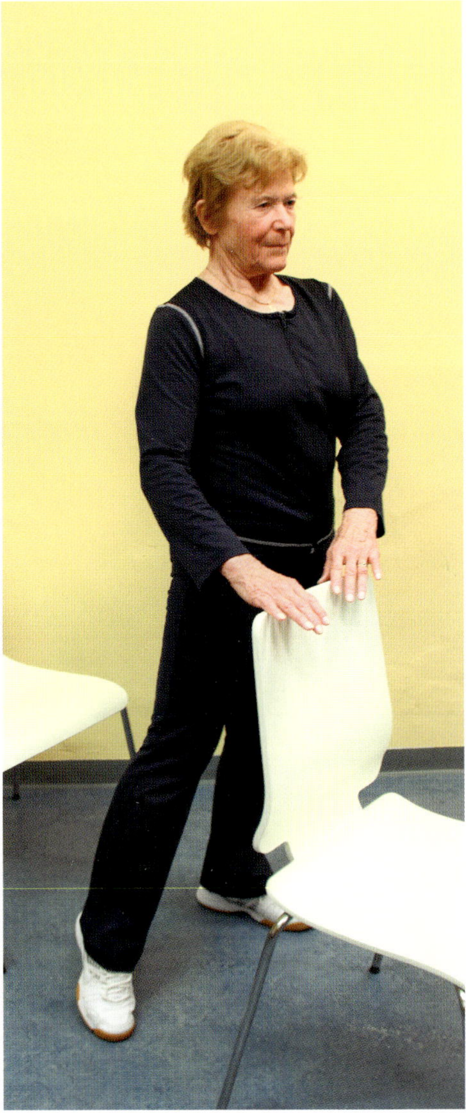

Stellen Sie etwas breiter als schulterbreit auf. Verteilen Sie das Gewicht gleichmäßig auf beiden Füßen. Die Beine sind leicht gebeugt. Verlagern Sie das Gewicht nun auf einen Fuß und strecken Sie das belastete Bein beinahe. Halten Sie kurz diese Position und verlagern Sie nun flüssig das Gewicht auf den anderen Fuß. Während Sie das Gewicht verlagern, beugen Sie ganz leicht beide Beine, bis das andere völlig belastet ist und nun beinahe gestreckt wird. Achten Sie bei der Übung darauf, dass der Oberkörper möglichst wenig mitschwankt.

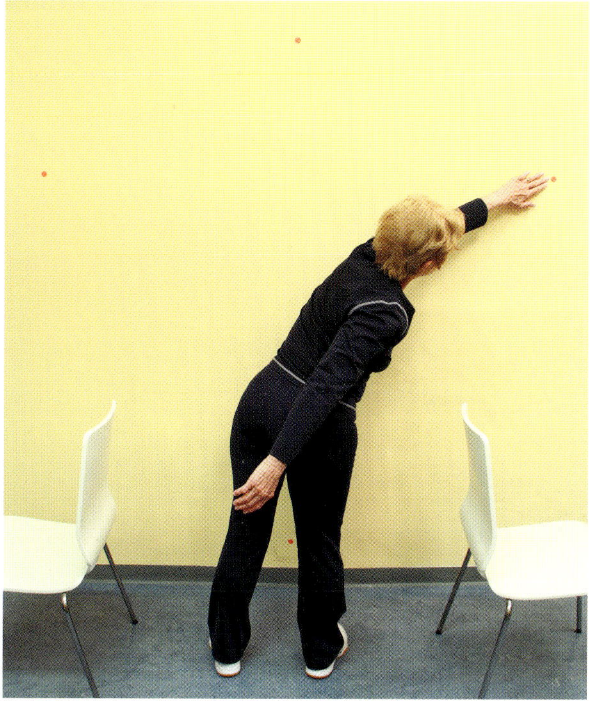

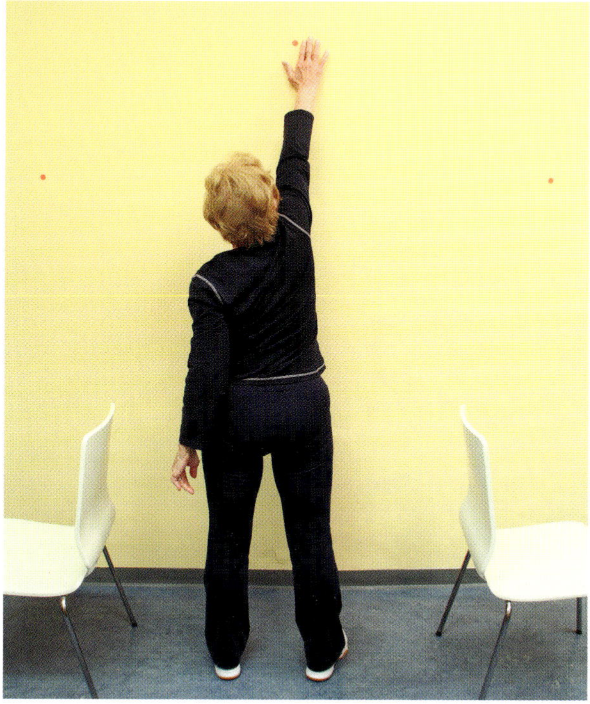

Selbsteinschätzung erreichen

Diese Übung eignet sich sehr gut als Partnerübung, bei der sich die Partner gegenseitig Distanzen vorgeben, um etwas zu erreichen. Falls Sie die Übung alleine durchführen, stellen Sie sich vor einem Tisch auf und legen Sie mehrere gut zu greifende Gegenstände auf den Tisch, oder Sie stellen sich vor eine Wand und kleben Post-Its in verschiedenen Distanzen auf (siehe Abbildung). Aus der Ausgangsstellung versuchen Sie sich nun einzuschätzen, welche Gegenstände/Markierungen Sie erreichen können und welche nicht. Versuchen Sie nun aus dieser Position alle Gegenstände zu erreichen. Wichtig ist nicht, dass Sie jeden Gegenstand erreichen können, sondern, dass Sie sich bei möglichst vielen Gegenständen richtig einschätzen. Somit ist auch ein nicht erreichter Gegenstand, sofern Sie sich vorher richtig eingeschätzt haben, ein Erfolg.

Selbsteinschätzung Sternschritt

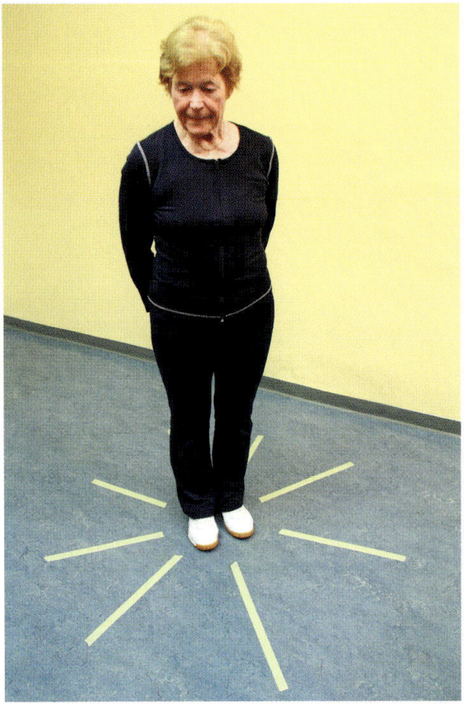

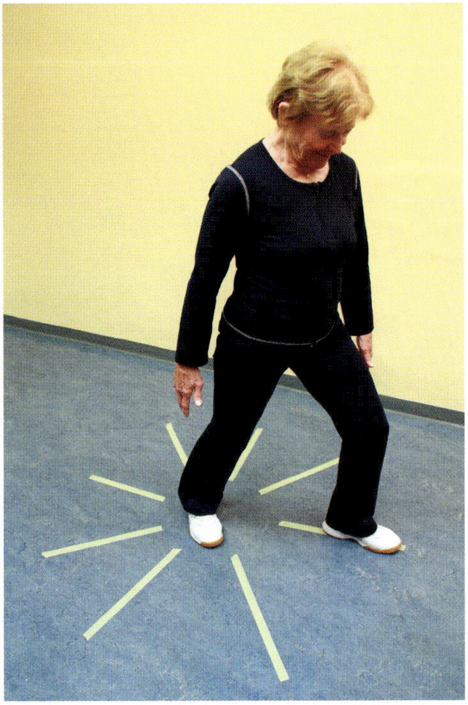

Markieren Sie sich auf Ihrem Übungsplatz mit Klebeband einen Stern am Boden. Falls Sie Probleme damit haben sollten, lassen Sie sich von einem Angehörigen diese Markierung machen. Zusätzlich sollten auf den Klebebändern im Abstand von 3–5 cm gut sichtbare Quermarkierungen aufgemalt werden. Bei dieser Übung versuchen Sie anfangs nur nach vorne einen Schritt zu machen, und wieder in die Ausgangsposition zurück zu kehren. Versuchen Sie sich vor jedem Schritt einzuschätzen, ob die von Ihnen geplante Distanz möglich ist. Nicht die maximale Weite des Schritts ist das Ziel sondern die richtige Einschätzung. Wenn Sie sich sicher fühlen, führen Sie die Übung auch zur Seite durch. Für Schritte rückwärts sollten Sie jedenfalls eine Hilfsperson zur Seite haben.

Tempo Step

Bei dieser Übung versuchen Sie möglichst schnelle Schritte durchzuführen. Dabei sollte das Tempo langsam gesteigert werden. In der leichten Variante versuchen Sie zunehmend schneller im Stand zu gehen. Etwas schwerer ist es bei definiertem Standbein (dieses bleibt immer am Boden) mit dem Spielbein möglichst schnell vorwärts, seitwärts und rückwärts zu tippen, ohne dabei Gewicht zu übernehmen. Besonders anspruchsvoll ist die Variante, bei der Standbein und Spielbein ge-

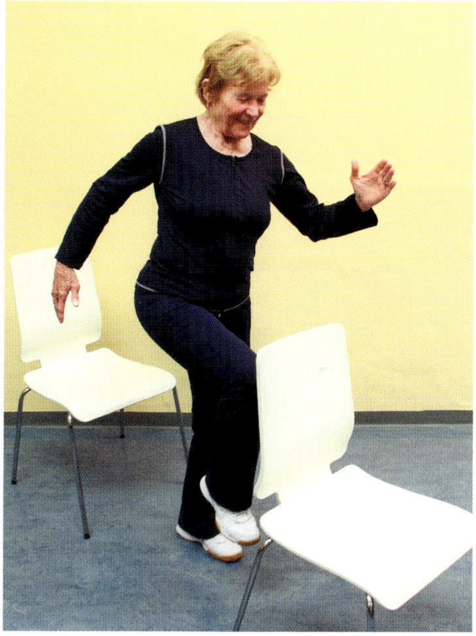

wechselt werden. Die Schrittreihenfolge bleibt mit vorwärts – seitwärts – rückwärts gleich, aber es ändert sich immer das bewegte Bein bzw. die Richtung zur Seite. Dabei wiederholt sich folgende Schrittfolge: Vorwärts mit links, seitwärts mit rechts, rückwärts mit links, vorwärts mit rechts, seitwärts mit links, rückwärts mit rechts.

Gegengleicher Gang am Stand (Wechsel Passgang)

Im Stand versuchen Sie den Passgang: Heben Sie zugleich das linke Bein und den linken Arm. Senken Sie nun beide wieder und heben Sie Bein und Arm der rechten Seite. Wiederholen Sie das mehrmals. Versuchen Sie nun den Diagonalschritt: Heben Sie das rechte Bein und den linken Arm zugleich. Wechseln Sie nun die Seite und wiederholen Sie das mehrmals. Versuchen Sie nun möglichst ohne zu stoppen zwischen Passgang und Diagonalschritt zu wechseln.

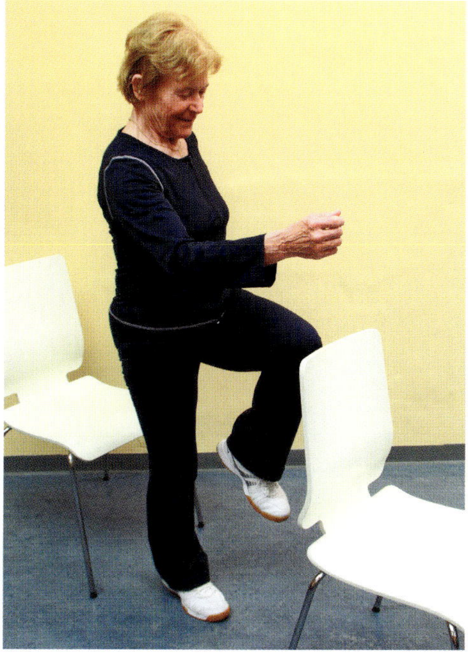

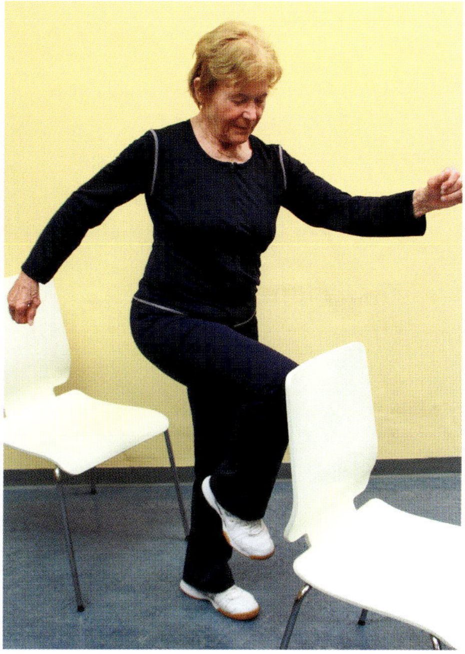

Schritttempo Metronom

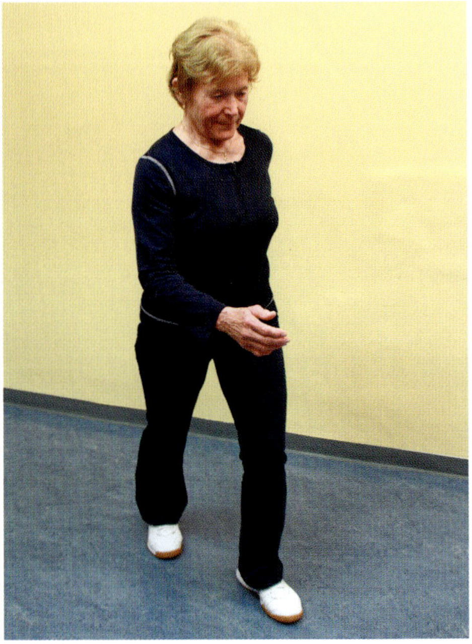

- Versuchen Sie mittels eines Metronoms an Ihrer Gehfähigkeit zu arbeiten. Dabei ist das Beisein einer Hilfsperson sehr zu empfehlen. Stellen Sie das Metronom anfangs langsam ein und versuchen Sie bei jedem (oder jedem zweiten) Schlag einen Schritt am Stand zu machen. Halten Sie sich dabei an den Stühlen fest. Später können Sie versuchen im Raum mit dem Rhythmus zu gehen. Versuchen Sie dabei vielfältige Rhythmen und ermitteln Sie ein für Sie angenehmes Tempo.

Start-Stopp-Übung

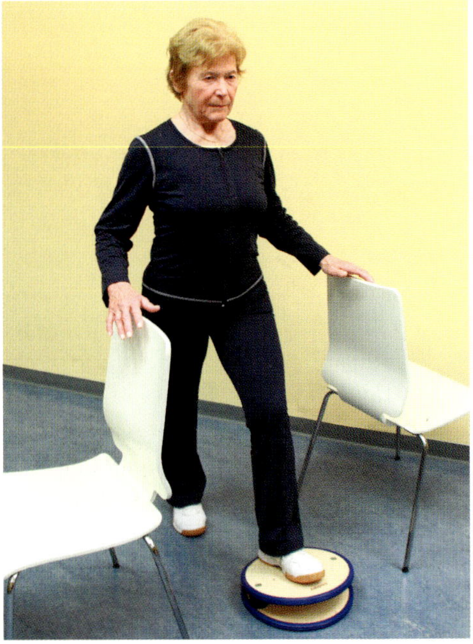

- Versuchen Sie anfangs Übungen, wie die Schrittwippe oder Ähnliches, bei dem beide Beine am Boden sind. Ein Partner ruft Ihnen „Start" und „Stopp" zu. Sie versuchen die Kommandos möglichst unmittelbar durchzuführen. Später können Sie das „Start-Stopp"-Spiel auch mit einem in Sicherung erfahrenen Partner beim Gehen im Raum üben.

4.4 Ausdauertraining

Dr. Hartwig Bailer (Internist)
Harald Jansenberger

Ergänzend zum Übungsprogramm empfiehlt sich ein moderates Ausdauertraining. Ausdauertraining kann dabei sehr positive Wirkungen bringen. Ein Ausdauertraining sollte in den meisten Stadien der Erkrankung (Hoehn und Yahr Stadium 1–3) durchgeführt oder zumindest versucht werden, solange muskuläre Kapazität, Koordination, Bewegungssicherheit und Herz-Kreislauf-Funktion dies ermöglichen. Es kann dabei helfen krankheitsbedingte Symptome zu lindern und zu verbessern. Ein solches fördert den Aufbau von muskulären Kraftreserven, bessert das Durchhaltevermögen, aktiviert das Immunsystem und steigert die Lebensqualität. Geeignete Bewegungsformen sind Gehen, Nordic Walking, Laufband- und Fahrradergometertraining, Schwimmen, Tanzen (auch gut für Koordination, Mimik und Stimmung!) sowie Kraftübungen unter Zeit- und Frequenzvorgabe.

Begonnen werden sollte bereits im Stadium 0! Grundsätzlich ist bei jedem, der ein Ausdauertraining absolvieren möchte, eine initiale diagnostische Fahrradergometrie beim Facharzt für Innere Medizin durchzuführen, um auch eine krankhafte Herz-Kreislauf-Funktion auszuschließen bzw. zu behandeln und das erlaubte Trainingsausmaß (in der Regel auf Basis der Trainingsherzfrequenz, die Arzt bzw. Sportwissenschaftler bestimmen) festzulegen. Ein einfacher Test mit hoher Aussagekraft für Arzt und Physiotherapie ist der „6-Minuten-Gehtest", bei dem die Gehstrecke in 6 Minuten gemessen wird und auch in anderen Fachdisziplinen zur Funktionsevaluierung herangezogen wird: beim Parkinson-Patienten beurteilt man damit nicht nur die Ausdauerkapazität, sondern auch ein Fortschreiten der Erkrankung bzw. Erfolge einer Physiotherapie-Behandlung.

Patienten mit Koordinationsstörungen, Sturz- und erhöhtem Unfallrisiko sollten ihr Training nur unter Begleitung und Aufsicht fachkundiger Therapeuten ausführen bzw. solche Bewegungsarten wählen, die diesbezüglich relativ sicher sind (z. B. Fahrradergometer – Sturzgefahr nur beim Auf- und Absteigen). Da ein Ausdauertraining auch bei vielen anderen Erkrankungen (z. B. Bluthochdruck, viele Herzerkrankungen, Übergewicht, Diabetes) eine hohe Priorität aufweist, ergibt sich immer wieder die Möglichkeit einer gemeinsamen Durchführung mit Angehörigen und Bekannten (z. B. Wandern, Schwimmen, Tanzen).

Beim Ausdauertraining insbesondere bei Bewegungsformen im Freien muss immer der Faktor Sicherheit bedacht werden. So positiv das Bewegen auf unterschiedlichen Untergründen auch für die Koordination und hier besonders für das Gleichgewicht ist, muss bei fortgeschrittener Erkrankung auch das Unfall- und Sturzrisiko bedacht werden. Deshalb sollte ein konditionell anspruchsvolles Gehtraining nur bei weitestgehend unbeeinträchtigtem Gleichgewicht durchgeführt werden. Bei schon stattgefundenen Stürzen sollte von einem flotten Gehtraining im Freien vor allem alleine abgesehen werden. In diesem Fall ist ein Laufbandtraining oder Ergometertraining empfehlenswert.

Herzkreislaufwirksam ist ein Ausdauertraining bei untrainierten Personen bereits ab 10 min durchgehender Belastungszeit. Es gilt dabei besser kurz und häufig als lang und selten! Ideal sollte das Trainingsausmaß an 4–5 Wochentagen jeweils 1 Einheit zu 30 Minuten umfassen zuzüglich einer 3–5 minütigen Aufwärm- und Erholungsphase. Für ausreichend Flüssigkeitszufuhr ist zu sorgen! Trainingsleistung und Leistungszuwachs – also Wattzahl, geleistete Wegstrecke, Blutdruck und Herzfrequenz in Ruhe und am Höhepunkt der Belastung – sind unbedingt zu dokumentieren, um Nutzen und Erfolg eines Ausdauertrainings aufzuzeigen.

5 Übungen für die Feinmotorik

Johanna Mairhofer

Der Begriff Motorik unterscheidet sich in Grobmotorik und Feinmotorik und bezeichnet die Gesamtheit der Aktionen der Muskulatur (= Bewegung). Zu grobmotorische Bewegungen zählen große bzw. grobe Bewegungsabläufe wie laufen, gehen, klettern, springen, etc. Dabei sind vor allem die großen Muskelgruppen aktiv.

Der Begriff Feinmotorik (oftmals auch Fingergeschicklichkeit, Fingerspritzengefühl) bezeichnet die Fähigkeit, mit sehr kleinen Dingen (Münzen, Knöpfe, ...) sehr präzise umgehen zu können bzw. eine „ruhige Hand" zu haben. Die Feinmotorik umfasst sämtliche Bewegungsabläufe der Hand- und Fingerkoordination, aber auch der Fuß-, Zehen-, Gesichts-, Augen- und Mundmotorik.

Durch eine Erkrankung oder eine verzögerte Entwicklung im Kindesalter, kann die Motorik (Grob- und Feinmotorik) beeinträchtigt werden. Motorische Störungen lassen sich beispielsweise daran erkennen, dass Menschen sich ungeschickter und unkoordinierter bewegen. Auch die Planung, Steuerung, Dosierung und Koordination von Bewegungen ist auffällig, wenn Defizite in der Grob- und/oder Feinmotorik vorliegen.

Feinmotorische Defizite können den Alltag von Patienten mit der Erkrankung deutlich einschränken. Je nach Ausprägung der motorischen Störungen kann mittels konsequenter unterschiedlicher Übungen im Bereich der Physiotherapie und Ergotherapie auf diese Defizite eingewirkt werden.

Feinmotorische Tätigkeiten führen Sie bereits alltäglich aus, ohne dass es Ihnen bewusst ist. Den unten angeführten feinmotorischen Tätigkeiten im Alltag werden spezifischen Feinmotorik Übungen mit den Therapiematerialien Igelball und Therapieknetmasse gegenübergestellt. Letztere können als Vorbereitung und Ergänzung für die feinmotorischen Übungen im Alltag dienen.

Bei feinmotorischen Defiziten können Sie folgende Tätigkeiten aus dem Alltag verstärkt üben. Führen Sie die Übungen so gut es Ihnen möglich ist aus! Holen Sie sich Unterstützung und Hilfestellung durch Ihre/n Ergo/Physiotherapeuten bzw. eine externe Hilfsperson (z. B. Angehörige).

Feinmotorische Tätigkeiten beim Anziehen

1. Kleidungsstück angreifen (und z. B. auf Kleiderbügel aufhängen)
2. Knöpfe, Reißverschluss, Haken
3. Schuhbänder binden, Schuhe mit Klettverschluss
4. Hosen, Röcke, Unterhosen, Strumpfhosen, Socken, Stützstrümpfe
5. T-Shirt, Bluse, Pullover, Jacke, Mantel
6. BH schließen
7. Schal, Halstuch, Mütze, Stirnband
8. Handschuhe
9. Prothesen, Bandagen
10. Schmuck an- und ausziehen (Ohrringe, Halskette, Uhr)

Übungen mit dem Igelball und der Therapieknetmasse

Folgende Übungen können für die Erarbeitung und Verbesserung der feinmotorischen Tätigkeiten beim Anziehen 1–10 eingesetzt werden.

1. Igelball: jeweils zwischen Daumen/Zeigefinger, Daumen/Mittelfinger, Daumen/Ringfinger, Daumen/Kleiner Finger festhalten und etwas hochheben.

2. Igelball: an den „Stacheln" festhalten und hochheben.
   (Steigerung: „Stacheln" jeweils zwischen Daumen/Zeigefinger, Daumen/Mittelfinger, Daumen/Ringfinger, Daumen/Kleiner Finger festhalten und den Igelball hochheben.)

3. Aus der Therapieknetmasse mit dem Daumen/Zeigefinger „kleine Portionen" herausziehen (zieht Fäden) und auf den Tisch kleben.

Feinmotorische Aktivitäten „Kleiderpflege"

1. Waschmaschine einschalten (Knöpfe drücken, drehen)
2. „Fussel" von Kleidungsstücken entfernen
3. Zusammenlegen, Socken zusammenstülpen
4. Uhren und Schmuck zu- und aufmachen
5. Aufhängen von Wäschestücken (mit Wäscheklammern)
6. Kleidung aufhängen (Knöpfe und Reißverschlüsse schließen)
7. Schuhe putzen
8. Bügeln

Übungen mit dem Igelball und der Therapieknetmasse

Folgende Übungen können für die Erarbeitung und Verbesserung der feinmotorischen Aktivitäten „Kleiderpflege" 1–8 eingesetzt werden.

1. Aus der Therapieknetmasse „kleine Portionen" entnehmen und zwischen Zeigefinger/Daumen ein Kügelchen formen. *(Steigerung: Kügelchen zwischen Daumen/Mittelfinger, Daumen/Ringfinger, Daumen/Kleiner Finger rollen.)*
2. Igelball: an den „Stacheln" festhalten und hochheben. *(Steigerung: „Stacheln" jeweils zwischen Daumen/Zeigefinger, Daumen/Mittelfinger, Daumen/Ringfinger, Daumen/Kleiner Finger festhalten und den Igelball hochheben.)*
3. Aus der Therapieknetmasse mit dem Daumen/Zeigefinger „kleine Portionen" herausziehen (zieht Fäden) und auf den Tisch kleben.
4. Igelball: in die linke Hand nehmen und entlang des rechten Unterarms (Finger, Handgelenk) über den Ellbogen bis hoch zur rechten Schulter rollen, Schulter-Nackenbereich massieren, eventuell auch mit unterschiedlichem Druck aufsetzen, Seitwechsel.
   (Variation: an der „Innenseite" des rechten Ober- und Unterarms über das Handgelenk bis hin zu den Fingern wieder nach unten rollen.)

Weitere Beispiele für feinmotorische Tätigkeiten im Alltag

1. Pinnwand (Reißnägel, Nadeln, ...)
2. Bild an die Wand hängen
3. Radio, CD-Player, mit Fernbedienungen hantieren
4. Christbaum schmücken, Feuer machen und einheizen (Zündholzer, Feuerzeug, ...)
5. Geschenke einpacken, Tixo, schneiden
6. Schreibtisch ordnen/aufräumen
7. Kekse ausstechen
8. Spiele (Karten, Würfeln, ...)
9. Briefkasten leeren
10. Wecker stellen, Uhr stellen und aufziehen
11. Flaschen/Dosen öffnen
12. Obst schneiden, Kuchen backen, Pudding kochen
13. Klingeln an der Tür
14. Hantieren mit dem Schlüssel (auf- und zusperren)
15. Telefon/Handy
16. Glühbirnen aus- und einschrauben
17. Stecker in die Steckdose stecken
18. Schreiben, malen, basteln
19. Knopf annähen, stricken, sticken
20. Münzen aus der Geldbörse ein- und ausräumen
21. Briefmarke kleben
22. Büroklammern aufsammeln und aneinanderketten
23. Papier (z. B. Zeitungspapier) zerknüllen
24. Arbeiten im Garten

Übungen mit dem Igelball und der Therapieknetmasse

Folgende Übungen können für die Erarbeitung und Verbesserung der feinmotorischen Alltagstätigkeiten 1–24 eingesetzt werden.

1. Igelball: jeweils zwischen Daumen/Zeigefinger, Daumen/Mittelfinger, Daumen/Ringfinger, Daumen/Kleiner Finger festhalten und etwas hochheben.
2. Igelball: an den „Stacheln" festhalten und hochheben. *(Steigerung: „Stacheln" jeweils zwischen Daumen/Zeigefinger, Daumen/Mittelfinger, Daumen/Ringfinger, Daumen/Kleiner Finger festhalten und den Igelball hochheben.)*
3. Aus der Therapieknetmasse „kleine Portionen" entnehmen und zwischen Zeigefinger/Daumen ein Kügelchen formen. *(Steigerung: Kügelchen zwischen Daumen/Mittelfinger, Daumen/Ringfinger, Daumen/Kleiner Finger rollen.)*
4. Aus der Therapieknetmasse mit dem Daumen/Zeigefinger „kleine Portionen" herausziehen (zieht Fäden) und auf den Tisch kleben.
5. Therapieknetmasse mehrmals teilen, zu Rollen formen, Finger in „Klavierstellung", jeden Finger einzeln (Daumen, Zeigefinger, Mittelfinger, Ringfinger, Kleiner Finger) in die Masse drücken, Finger einzeln wieder abheben.
6. Therapieknetmasse mehrmals teilen, zu Rollen formen, aus den Rollen „Schneckenhäuser" modellieren.
7. Therapieknetmasse zwischen beiden Handflächen „zusammendrücken" (Unterarme auf der Tischfläche leicht angewinkelt).
8. Therapieknetmasse mehrmals teilen, zu Rollen formen, Rolle um Zeigefinger/Mittelfinger/Ringfinger/Kleiner Finger legen und schließen (Finger sollen „eingeschlossen" sein), Finger gegen den Widerstand der Therapieknetmasse spreizen.

Wiederholungen unter Berücksichtigung der individuellen Leistungsfähigkeit werden durchaus empfohlen.

Achtung

Vermeiden Sie bei Ihrem Training Überforderung.
Kennzeichen für Überforderung sind:

- Verstärktes Auftreten Krankheitsbezogener Symptome (Tremor, u. Ä.)
- Subjektives Unwohlsein
- Plötzlich auftretende Müdigkeit
- Weitere körperliche Stresssymptome wie Schwitzen, Schwindel, ...
- Schmerzen

Versuchen Sie, falls Ihnen eine Übung zu leicht fällt, eine schwierigere Variante. Dadurch vermeiden Sie Unterforderung und haben mehr Erfolg.

Therapiematerial „Igelball"

Igelbälle erhalten Sie in unterschiedlichen Größen und Farben in Ihrem Fachgeschäft. Achten Sie beim Kauf auf die Größe: je größer der Igelball desto schwerer ist dieser auch. Diese Tatsache kann für die Ausführung nachstehender Übungen oft von Nachteil sein.

Ausgangslage

Sitzen beim Tisch, Unterarme liegen entspannt auf der Tischfläche auf, aufrechter Sitz.

Aufgabenstellungen

1. Igelball am Tisch zwischen den beiden Handflächen hin- und herrollen.
   (Steigerung: Abstand zwischen den Handflächen verringern, Geschwindigkeit des Rollens vom Ball wird damit erhöht.)

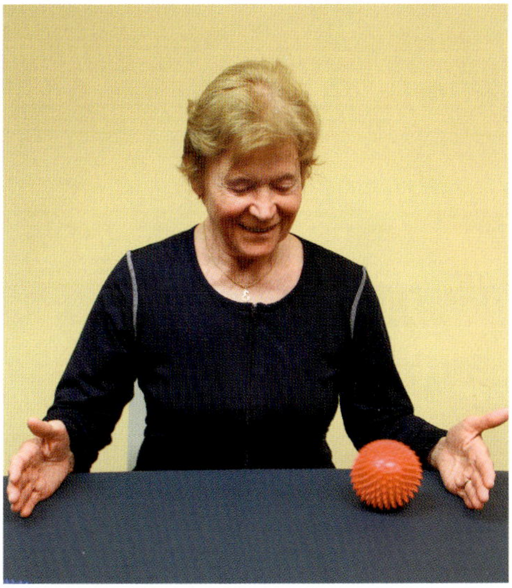

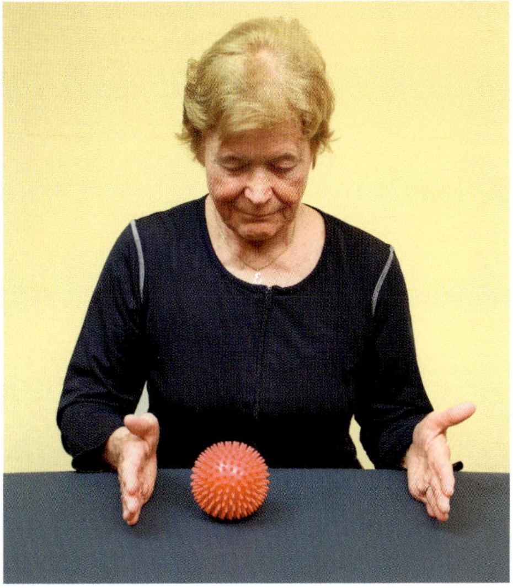

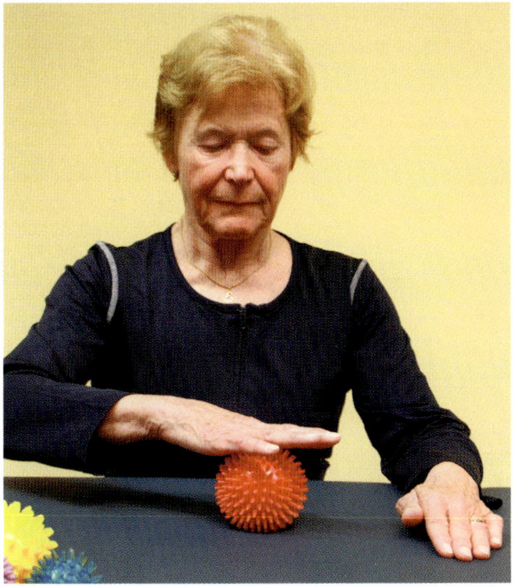

2. Handfläche locker auf den Igelball legen und am Tisch kreisen, Richtung wechseln.

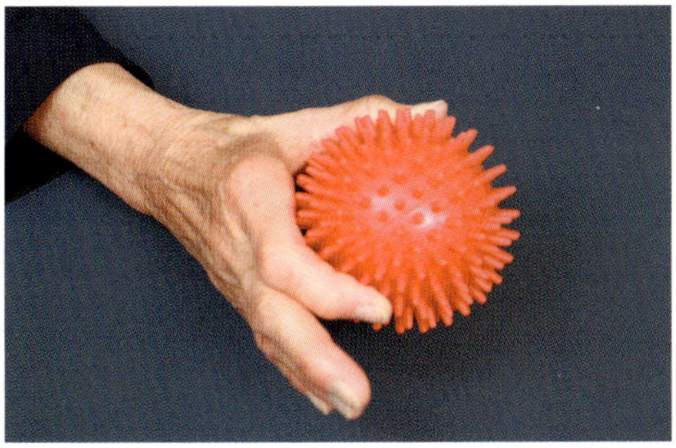

3. Igelball jeweils zwischen Daumen/Zeigefinger, Daumen/Mittelfinger, Daumen/Ringfinger, Daumen/Kleiner Finger festhalten und etwas hochheben.

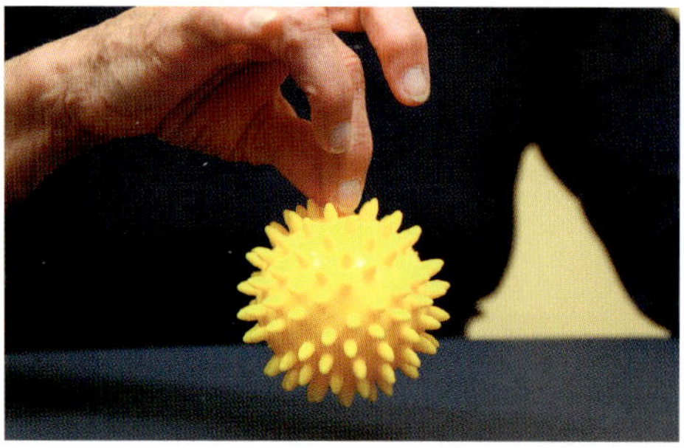
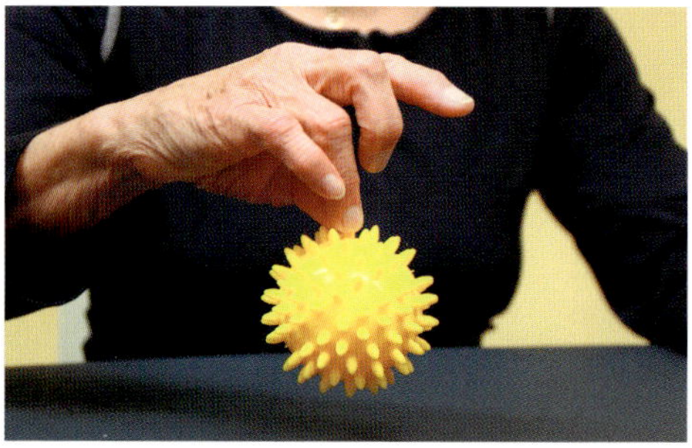
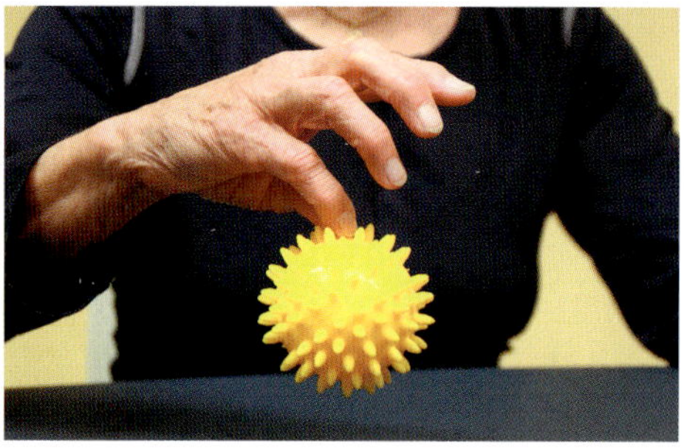
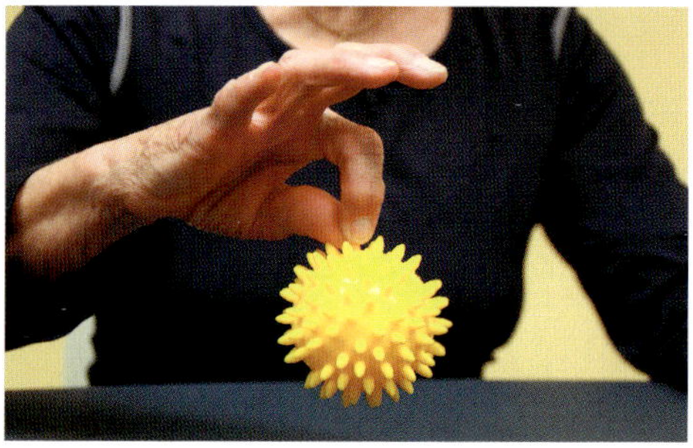

4. Igelball an den „Stacheln" festhalten und hochheben. *(Steigerung: „Stacheln" jeweils zwischen Daumen/Zeigefinger, Daumen/Mittelfinger, Daumen/Ringfinger, Daumen/Kleiner Finger festhalten und den Igelball hochheben.)*

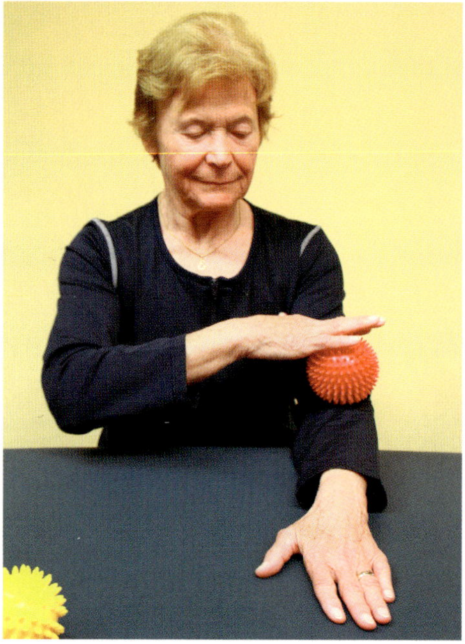
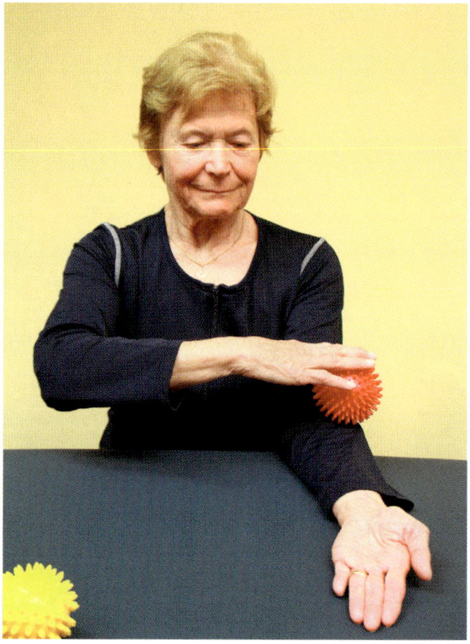

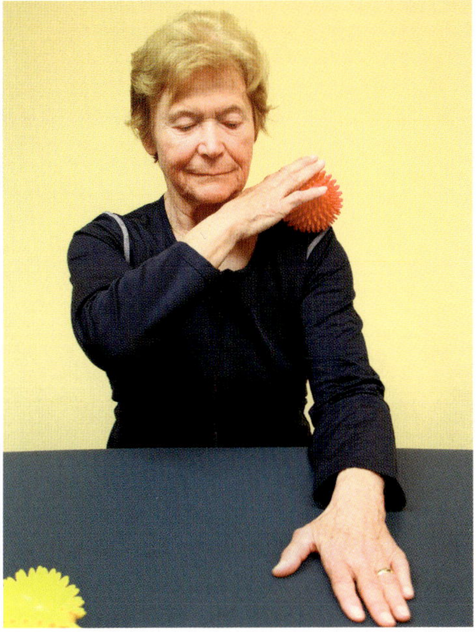

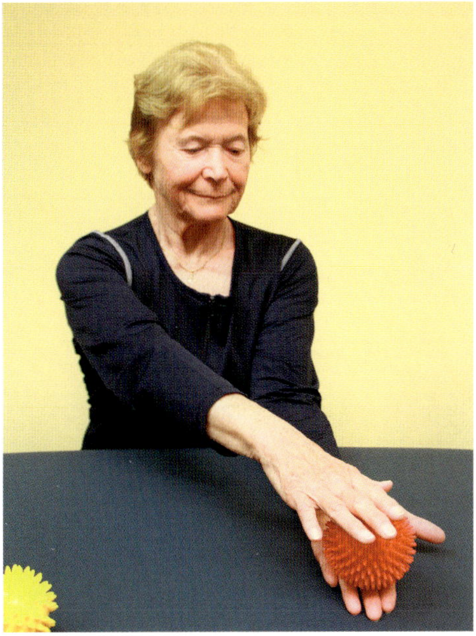

5. Igelball in die rechte Hand nehmen und entlang des linken Unterarms (Finger, Handgelenk) über den Ellbogen bis hoch zur linken Schulter rollen, Schulter-Nackenbereich massieren, eventuell auch mit unterschiedlichem Druck aufsetzen, Seitwechsel. *(Variation: an der „Innenseite" des rechten Ober- und Unterarms über das Handgelenk bis hin zu den Fingern wieder nach unten rollen.)*

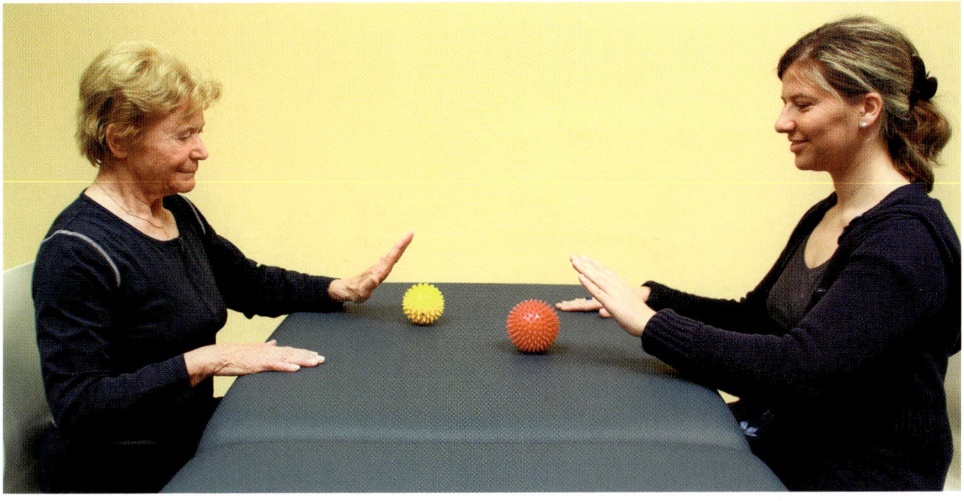

6. Igelball am Tisch zwischen 2 Personen hin- und herrollen. *(Steigerung: 2 Igelbälle parallell verwenden – zur Steigerung von Aufmerksamkeit und Konzentration.)*

Therapiematerial „Knetmasse"

Therapieknetmasse erhalten Sie ebenfalls in Ihrem Fachgeschäft in diversen Farben. Die verschiedenen Farben bedeuten eine unterschiedliche Stärke (die Reihung der Stärken von ganz hart bis ganz weich lautet bei gängigen Herstellern wie folgt: blau, grün, rot, gelb, beige). Die folgenden Übungen werden mit der beigen Therapieknete durchgeführt. Achten Sie vor dem Beginn darauf, dass die Knetmasse gut warmgeknetet wird, es erleichtert die Handhabung.

Ausgangslage

Sitzen beim Tisch, Unterarme liegen entspannt auf der Tischfläche auf, aufrechter Sitz.

Aufgabenstellungen

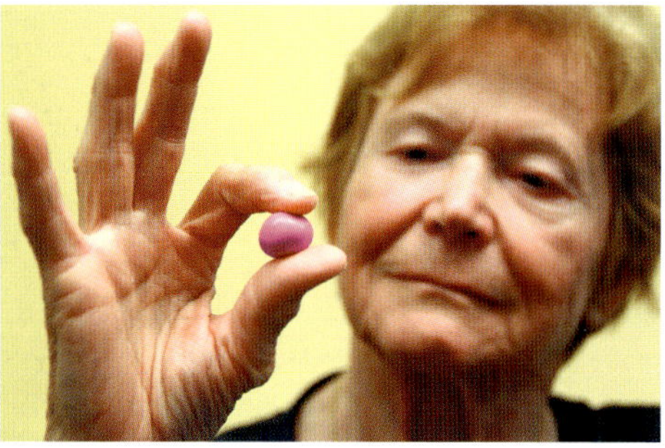
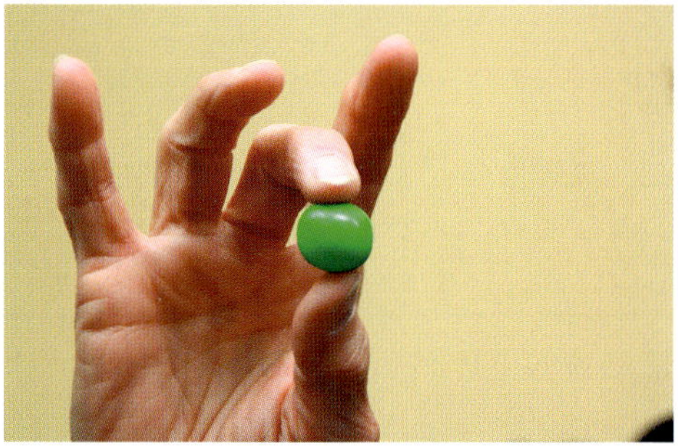
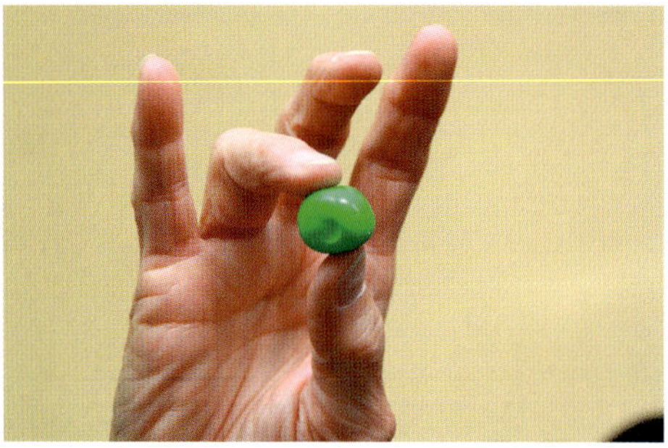
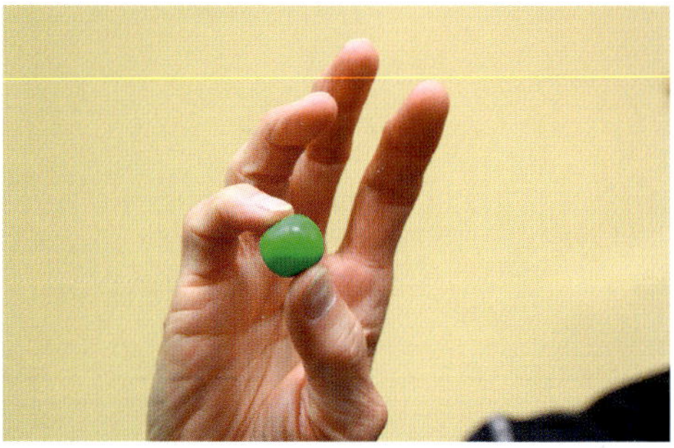

1. Aus der Therapieknetmasse „kleine Portionen" entnehmen und zwischen Zeigefinger/Daumen ein Kügelchen formen.
   (Steigerung: Kügelchen zwischen Daumen/Mittelfinger, Daumen/Ringfinger, Daumen/Kleiner Finger rollen.)

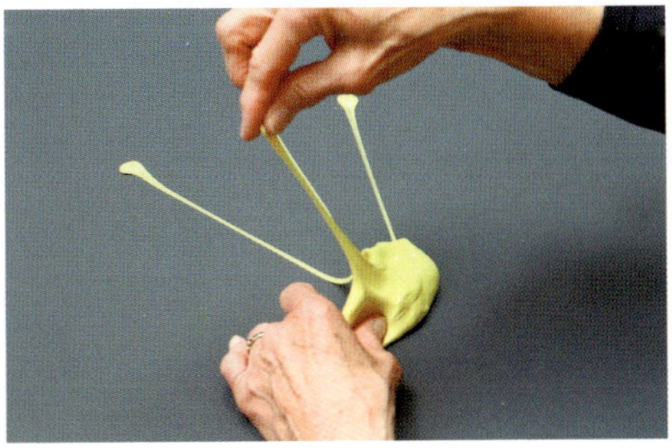
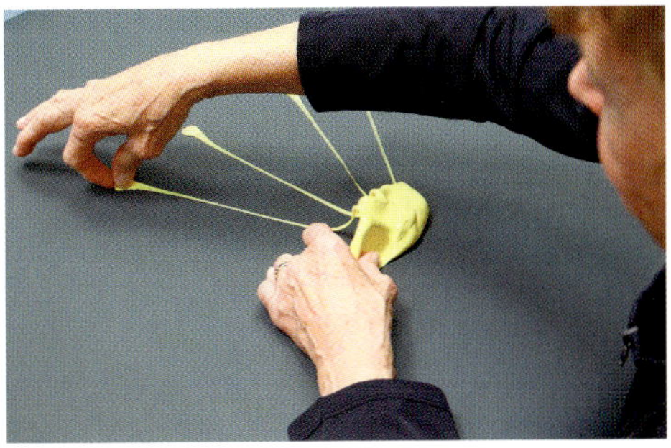

2. Aus der Therapieknetmasse mit dem Daumen/Zeigefinger „kleine Portionen" herausziehen (zieht Fäden) und auf den Tisch kleben.

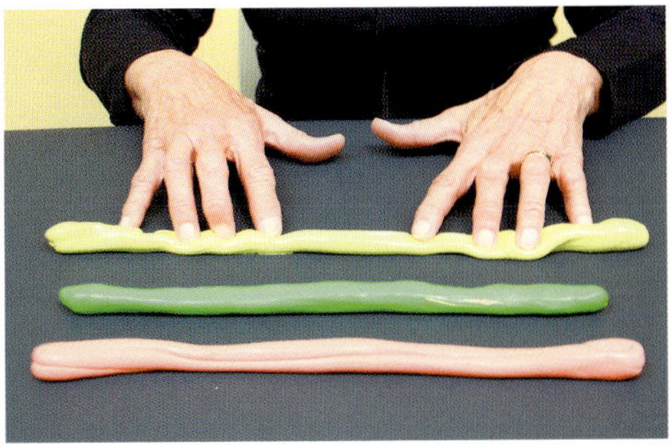
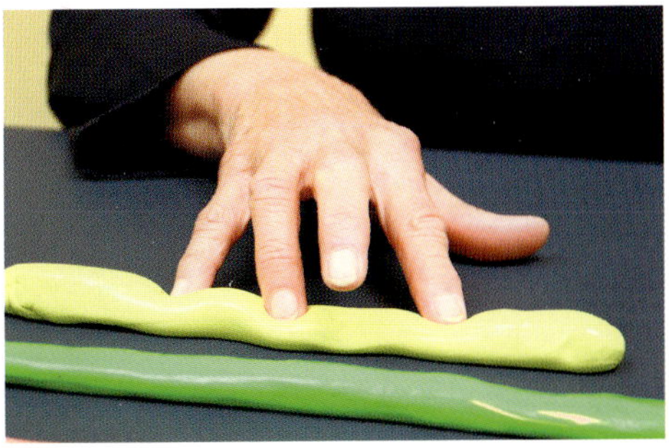

3. Therapieknetmasse mehrmals teilen, zu Rollen formen, Finger in „Klavierstellung", jeden Finger einzeln (Daumen, Zeigefinger, Mittelfinger, Ringfinger, Kleiner Finger) in die Masse drücken, Finger einzeln wieder abheben.

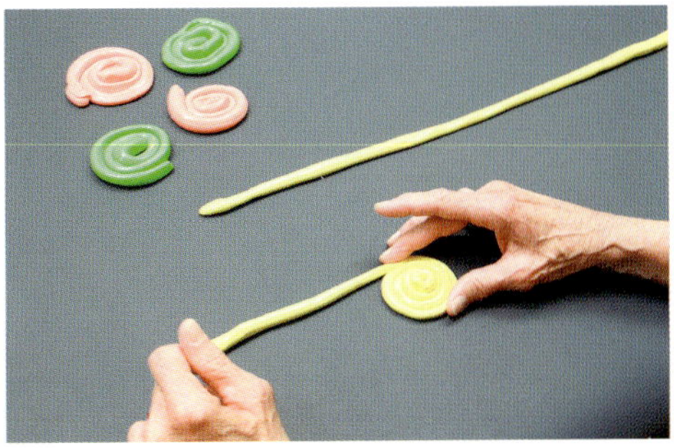
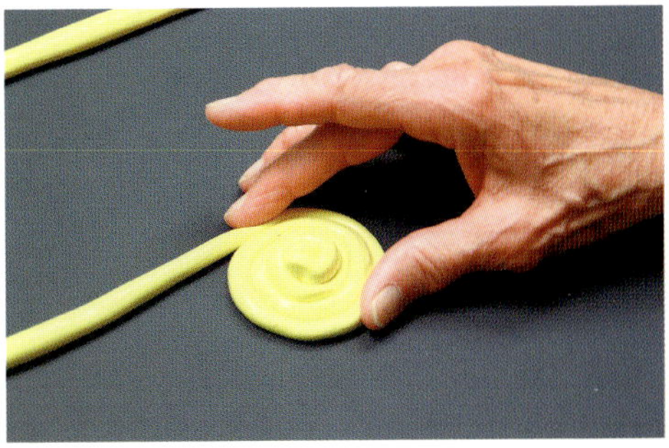

4. Therapieknetmasse mehrmals teilen, zu Rollen formen, aus den Rollen „Schneckenhäuser" modellieren.

5. Therapieknetmasse zwischen beiden Handflächen „zusammendrücken“ (Unterarme auf der Tischfläche leicht angewinkelt).

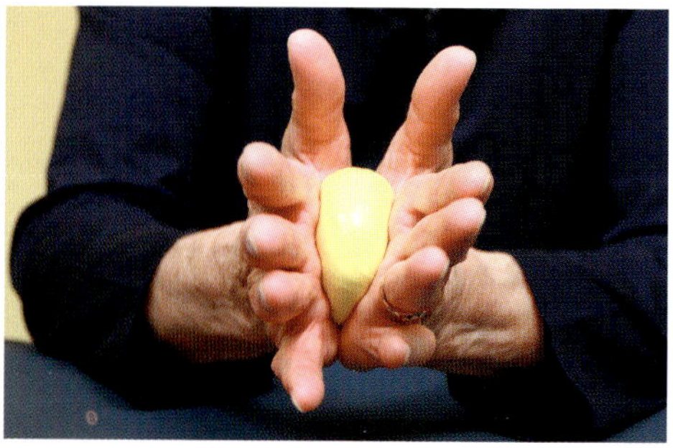

6. Therapieknetmasse mehrmals teilen, zu Rollen formen, Rolle um Zeigefinger/Mittelfinger/Ringfinger/Kleiner Finger legen und schließen (Finger sollen „eingeschlossen“ sein), Finger gegen den Widerstand der Therapieknetmasse spreizen.

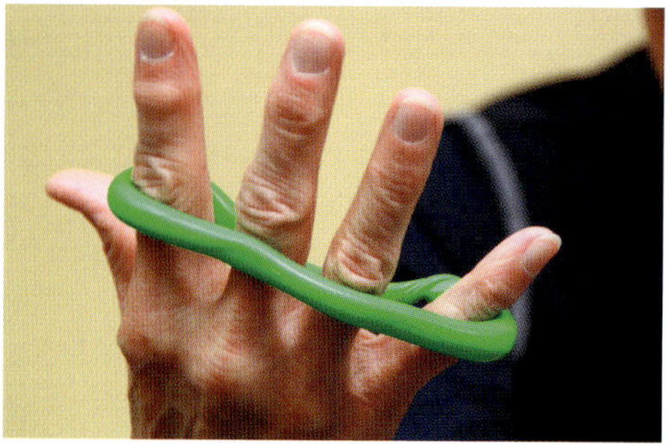

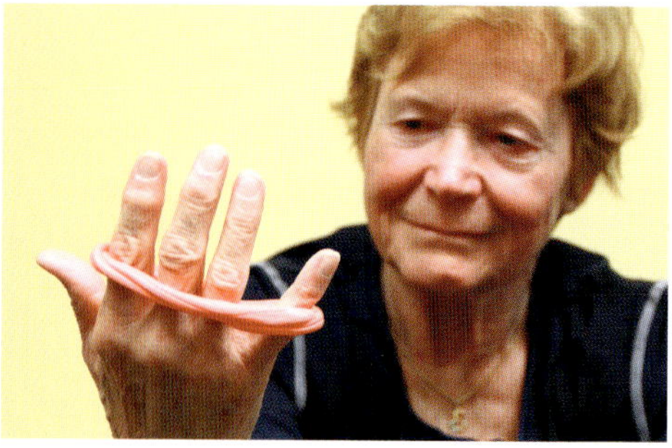

6 Einsatz von Musik

Johanna Mairhofer

Besonders für Parkinson-Patienten im fortgeschrittenem Stadion, kann sich das Medium Musik in unterschiedlichen Anwendungsbereichen (Musik hören, singen von alten bekannten Liedern, gemeinsam musizieren, ...) sehr gut eignen. Neben der Möglichkeit die Umgebung von Patienten durch Musik mit Tonträgern positiv und angenehm zu gestalten, kann auch aktiv miteinander musiziert werden. Lässt das sprachliche Ausdrucksvermögen von Parkinsonpatienten oft deutlich nach, wird oft versucht, über das Therapiemedium Musik in Kontakt zu treten und zu kommunizieren. Musik ist ein Teil unseres Alltags und fördert die Begegnung. Melodien, Rhythmen und Bewegungen tragen zu einem verbesserten Wohlbefinden und einer guten, entspannten oder auch lebendigen und angeregten Stimmung bei. Akute Verwirrtheits- und Angstzustände können damit reduziert werden.

Das gemeinsame Singen von alten Liedern, die den Betroffenen seit früher Kindheit bekannt sind und vertraute Rhythmen können den Zugang zu „verschütteten" Erinnerungen schaffen bzw. Ressourcen und Fähigkeiten jedes Einzelnen aktivieren. Das gemeinsame Erinnern an alt eingeschliffene Schlager, Melodien etc. fördert den Kontakt untereinander und somit die soziale Kompetenz. Musik ist ein wichtiger Teil unserer individuellen Lebensgestaltung und der Kultur. Jeder Mensch kennt Musikstücke, die er gerne hört und die dazu beitragen, dass er sich in seinem Lebensumfeld wohl fühlt.

Der Einsatz von Musik ermöglicht es Patienten, Gefühle auszudrücken, wo die sprachlichen Fähigkeiten versagen. Sie stärkt das Selbstwertgefühl und erzeugt das Gefühl von Identität. Musizieren und Singen fördert zudem die Kreativität und ein verstärktes Gefühl von Zusammengehörigkeit untereinander in der Gruppe.

Musik spricht aber nicht nur den Gefühlsbereich der Betroffenen an, sondern hat auch einen hohen Aufforderungscharakter, sich zu bewegen. Beim Spielen von rhythmischer Musik kann man häufig beobachten, wie sich die Betroffenen zu bewegen beginnen (klatschen, schunkeln, ...)

Bewegung und Gymnastik mit Musik im Sitzen lassen sich sehr gut miteinander kombinieren. Sie benötigen zuhause keine großartigen Medien und Therapiemittel, um einfache Gymnastik- und Bewegungsübungen für Hand-, Fuß-, Ellenbogen- und Schultergelenke mit Musik (Polka, Marschmusik, Schlager) ausführen zu können. Es bietet sich auch an, wenn Sie zur Abwechslung Tücher, Ringe, Bälle etc. in Ihre Bewegungsübungen mit einbauen. Im Mittelpunkt sollte immer die Freude am Tun bzw. die allgemeine körperliche Aktivierung stehen. Im Handel ist eine große Vielzahl an unterschiedlichem Übungsmaterial (CDs mit Übungsanleitungen wie z. B. Tänze für Senioren, Tänze im Sitzen für Senioren) erhältlich. Recherchieren Sie, wo (z. B. über die Bundesverbände für Seniorentanz) in Ihrer Nähe Seniorentänze angeboten werden – in der Gruppe macht es bekanntlicherweise noch mehr Freude!

7 Hilfsmittel im Außen- und Wohnbereich

Johanna Mairhofer

Hilfsmittel in der Rehabilitation sind Gegenstände, die den Erfolg einer Krankenbehandlung sichern, einer drohenden Behinderung vorbeugen bzw. eine bestehende Behinderung ausgleichen sollen. Sie fallen nicht in die Kategorie der allgemeinen Gebrauchsgegenstände des täglichen Lebens.

Da Pflegebedürftigkeit oftmals mit körperlichen Bewegungseinschränkungen verbunden ist, können kleine Veränderungen und Adaptierungen in der Wohnung durch die Verordnung und Verwendung von Hilfsmitteln die Betreuungs- und Hilfeleistungen einfacher machen. Es kann damit auch der Alltag der Betroffenen deutlich erleichtert werden.

Das Ziel von Hilfsmitteln ist es somit, den Patienten in seiner Selbstständigkeit positiv zu fördern bzw. auch die Pflegefachkraft damit ein Stück weit entlasten und unterstützen zu können.

Auf Grund der großen Vielfalt der am Markt angebotenen Hilfsmittel, müssen Hilfsmittel gezielt ausgewählt werden. Nach dem Grundsatz „So viel wie nötig so wenig wie möglich" passiert die Versorgung mit Hilfsmitteln immer sehr individuell. Zu den Hilfsmitteln zählen beispielsweise Bandagen, Orthesen, Schienen, Sehhilfen, Hörhilfen, Rollstühle und viele mehr.

Der Einsatz von Hilfsmitteln passiert entweder durch die Betroffenen selbst oder auch durch externe Personen wie beispielsweise Pflegefachkraft, Angehörige, ... Somit soll an dieser Stelle noch einmal darauf hingewiesen werden, dass der Umgang mit Hilfsmitteln gelernt sein muss, um die Sicherheit zu gewährleisten.

Eine qualifizierte Beratung über einen gezielten und sinnvollen Einsatz von Hilfsmitteln erhalten Sie bei Ihrem Arzt, den behandelnden Therapeuten sowie im Sanitätshaus.

Für die Verordnung von Hilfsmitteln (mittels eines Verordnungsscheins) kontaktieren Sie bitte Ihren Arzt. Nach Bewilligung durch den Versicherungsträger erhalten Sie die Hilfsmittel bei den verschiedenen Vertragspartnern wie z. B. Bandagisten, Optiker, ...

Wir möchten Ihnen eine Auswahl der gängigsten Hilfsmittel vorstellen, die uns im Zusammenhang mit der Erkrankung Parkinson sinnvoll und praktisch erscheinen. Die Auswahl und Verordnung von Hilfsmitteln passiert immer abgestimmt auf die Bedürfnisse des Patienten und sehr individuell. Deshalb sollte man hierbei auf eine fachkundige Beratung (Arzt/Therapeut/Fachhandel) keineswegs verzichten.

7.1 Hilfsmittel im Außen- und Wohnbereich

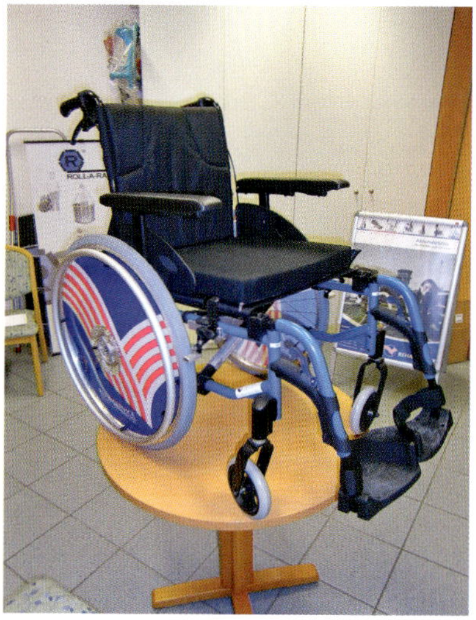

- **Rollstuhl:** Die Auswahl eines geeigneten Rollstuhls ist heutzutage auf Grund der fortgeschrittenen technischen Möglichkeiten fast schon eine „eigene Wissenschaft". Erkundigen Sie sich bei Ihrem Arzt/Therapeuten/Fachhändler nach den unterschiedlichen Modellen (Standardrollstuhl, Adaptiv-Leichtgewichtsrollstuhl, Elektrischer Antrieb). Auch muss auf die Auswahl des passenden Zusatzmaterials gut geachtet werden (z. B. unterschiedliche Arten von Sitzkissen, Trommelbremsen, Speichenschutz, elektrischer Antrieb, ...). Nehmen Sie sich für die Auswahl Ihres Rollstuhls ausreichend Zeit. Die gute und genaue Auswahl sowie Anpassung des Rollstuhls an die individuellen Bedürfnisse des Patienten ist für eine gute Sitzqualität langfristig maßgeblich.

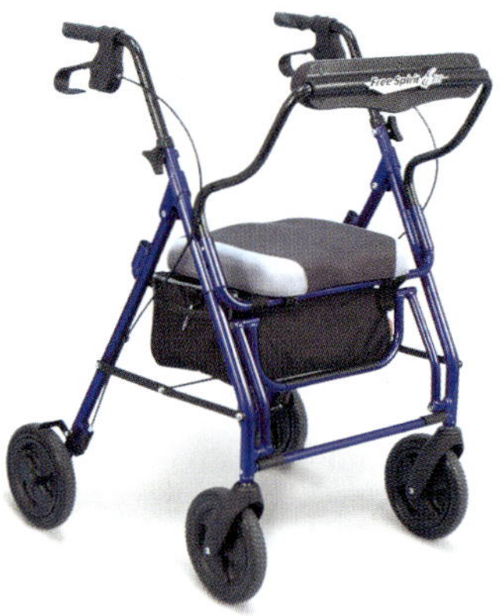

- **Rollator:** Der Rollator ist ein einfach zu handhabender Begleiter für den häuslichen Bereich und auch für unterwegs. Dieser ist in verschiedenen Sitzhöhen mit einer gepolsterten Sitzfläche erhältlich. Der Rollator ist zudem mit einem praktischen Korb ausgestattet, der für den Transport von Lebensmitteln nach einem Einkauf genützt werden kann. Er ist wartungsfrei und bietet dem Patienten die Möglichkeit eines erweiterten Aktionsradiuses während diverse Aktivitäten im Stehen verrichtet werden. Außer Haus kann die gepolsterte Sitzfläche eine gute Möglichkeit sein, sich bei Müdigkeit kurz auszuruhen.

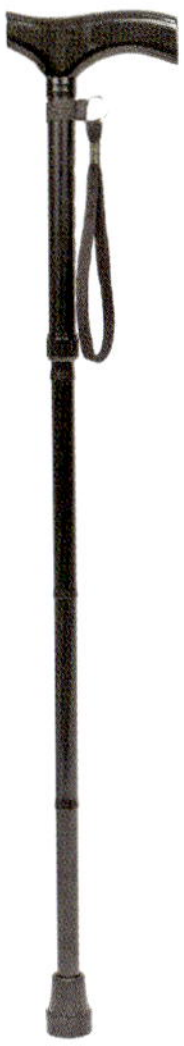

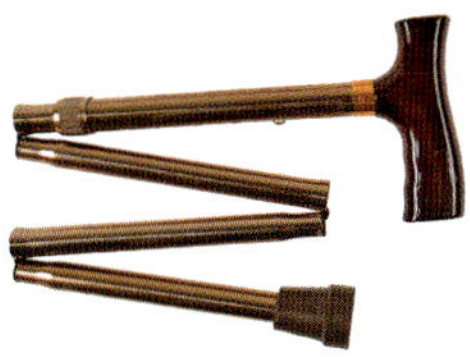

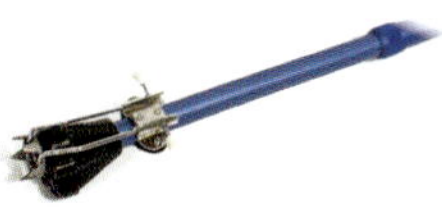

Gehstock (Modell faltbar, eventuell mit Eiskralle im Winter): Die Verwendung von Gehstöcken gibt dem Patienten beim Gehen mehr Sicherheit und verringert das Sturzrisiko. Erkundigen Sie sich bei Ihrem Fachhändler nach den unterschiedlichen Modellen sowie nach den anatomischen Griffen zur Entlastung für Finger und Handgelenk. Patienten können beim Gehstock auch ein **faltbares Modell** aus hochwertigem Aluminium wählen, dass bei Nicht-Gebrauch im mitgelieferten Kunststoff-Etui verstaut werden kann (Vorteil: leicht, kompakt). Im Winter kann am Gehstock eine zusätzliche **Eiskralle** angebracht werden, die das Wegrutschen des Gehstocks auf glatten und vereisten Flächen verhindert. Sie soll zu einer verbesserten Gangsicherheit des Patienten beitragen.

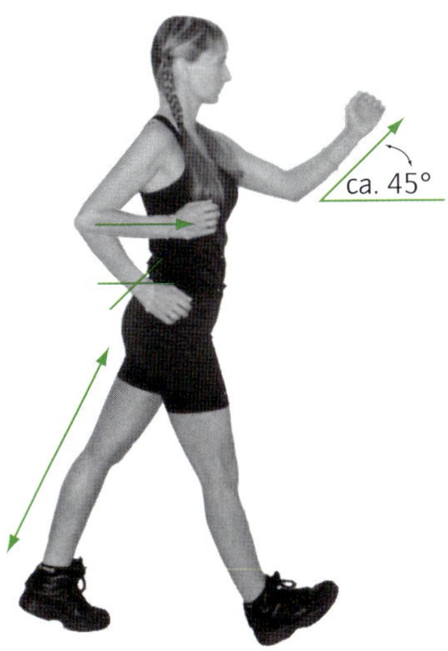

Walking: Walking mit Stöcken entspricht der abgebildeten Technik ohne Stöcke. Walkingstöcke erhalten Sie im ausgewählten Sportfachhandel. Sie sind leicht und teleskopisch in ihrer Höhe verstellbar. Werden diese in der Länge eines Hirtenstabs (ca. 160–170 cm) verwendet, kann damit beim Gehen eine verbesserte Aufrichtung angebahnt werden (Buchbauer & Kling, 2007, S. 249).

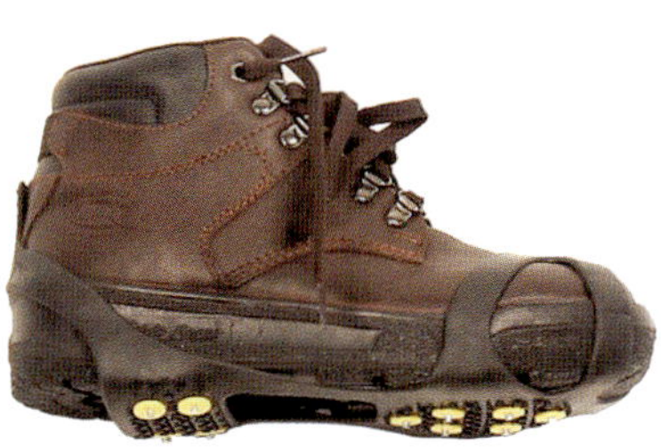

Schuhspikes: Die Schuhspikes sind paarweise erhältlich und werden einfach über den flachen Schuh des Patienten gezogen. Der mit Metallspikes überzogene Gummi-Überzug soll die Rutschgefahr auf glatten Wegen reduzieren.

Achten Sie immer auf festes und passendes Schuhwerk. Der Schuh sollte schmerzfrei passen, aber auch unbedingt Stabilität bieten. Dabei empfiehlt sich eine rutschhemmende Sohle, die nicht zu dick sein sollte. Zusätzlich ist darauf zu achten, dass der Absatz Ihren

Anforderungen entspricht. Dabei gilt: Wer sein Leben lang einen Absatz gewohnt ist, sollte Schuhe mit leichtem Absatz tragen. Das Schließen über Schnürsystem oder Klettverschluss ist Geschmackssache. Wichtig ist, dass Sie den Schuh selbstständig fest und schmerzfrei schließen können. Ob ein hoher oder ein niederer Schuh empfehlenswert ist, ist abhängig von der Stabilität des Sprunggelenks. Sollten Sie mit dem Sprunggelenk Schwierigkeiten haben, wählen Sie besser einen hohen Schuh, der Ihnen Sicherheit und Stabilität gibt. Lassen Sie sich jedenfalls Zeit beim Schuhkauf und nehmen Sie entsprechende Beratung in Anspruch.

- **Haltegriffe:** Die Haltegriffe lassen sich mit den Saugnäpfen auf allen glatten Oberflächen wie z. B. Fließen anbringen und verhindern eine Montage mit Dübeln und Schrauben. Diese Haltegriffe können somit auch wieder schnell gelöst und umplatziert werden, die Montage gelingt einfach. Die TÜV-geprüften Produkte können auch auf Reisen mitgenommen werden (z. B. für Hotelbadezimmer, Krankenhäuser, etc.). In unterschiedlichen Längen im Fachhandel erhältlich.

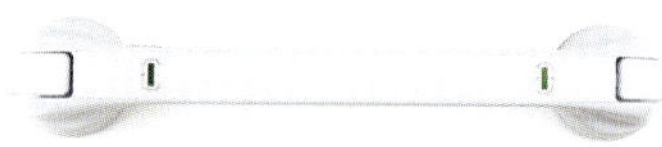

7.2 Hilfsmittel im Bad und WC

- **Badewannenbrett:** Das Badewannenbrett erleichtert das Ein- und Aussteigen in die Badewanne bei Patienten, die in ihrer Beweglichkeit eingeschränkt sind. Es ist aus hygienischem Kunststoff hergestellt und hat kaum Eigengewicht und kann so ohne Weiteres immer wieder aus der Badewanne genommen werden. Eine genaue Instruktion durch die Ergotherapeutin wird empfohlen, um das Unfallrisiko durch eine falsche Anwendung auszuschließen.

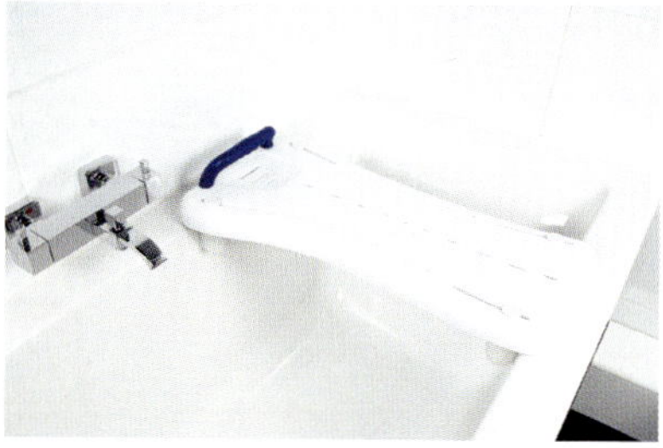

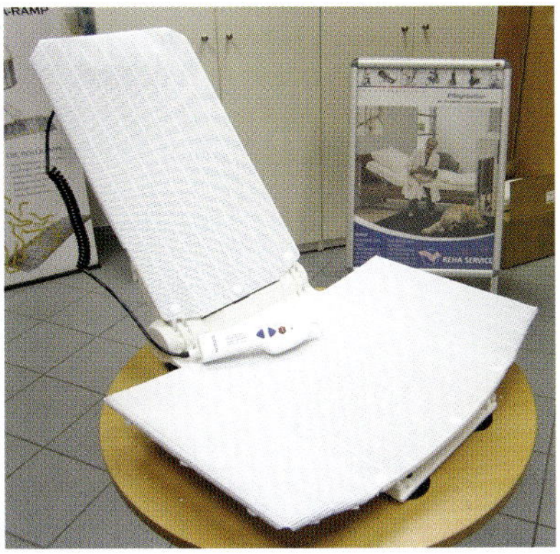

- **Badewannenlift:** Der elektrische Badewannenlift wird bei Patienten verwendet, die in ihrer Beweglichkeit bereits sehr eingeschränkt sind. Die Einstellung der Sitzhöhe sowie der Rückenlehnposition erfolgt per Knopfdruck auf der Fernbedienung. Eine genaue Instruktion durch die Ergotherapeutin sowie das richtige Handling mit dem Patienten wird von unserer Seite dringend empfohlen. Der Badewannenlift hat ein eher großes Eigengewicht und wird mit seinen Saugnäpfen am Boden der Badewanne befestigt.
  Vorteile: Tiefes Runterlassen des Badewannenlifts möglich.
  Nachteile: Hygiene, hohe Kosten, Transfer Rollstuhl/Badewannenlift oft schwierig auf Grund der klebrigen Unterlage.

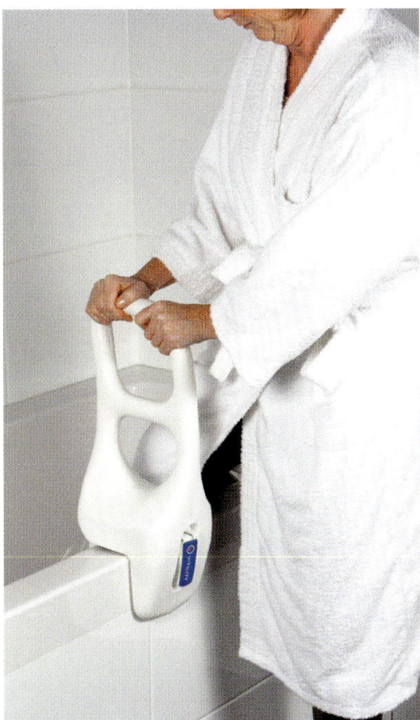

- **Einstiegshilfe in die Badewanne:** Durch die Verwendung der Einstiegshilfe wird das Ein- und Aussteigen leichter möglich und die Sicherheit durch Anhalten erhöht. Der Patient sollte dabei keine groben Einschränkungen in seinem Gleichgewicht haben.

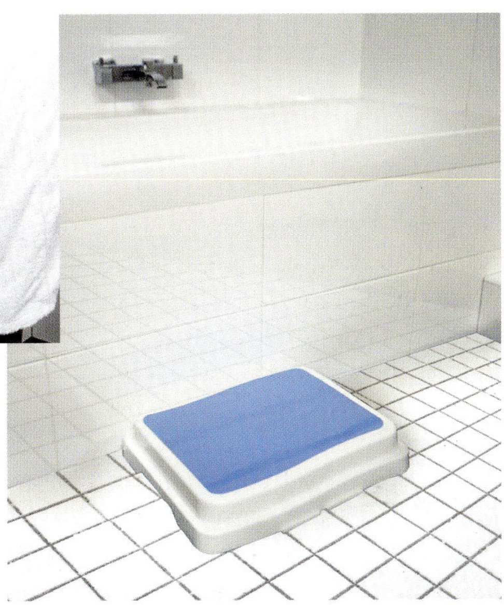

- **Duschhocker:** Beim Kauf eines Duschhockers auf die Stabilität achten! Jene mit drei Beinen erwiesen sich in unserer praktischen Anwendung als nicht sehr stabil. Außerdem sind diese ohne Rückenlehne und Armlehnen ausgestattet. Das Aufstehen ohne Abstützen muss dem Patienten möglich sein.

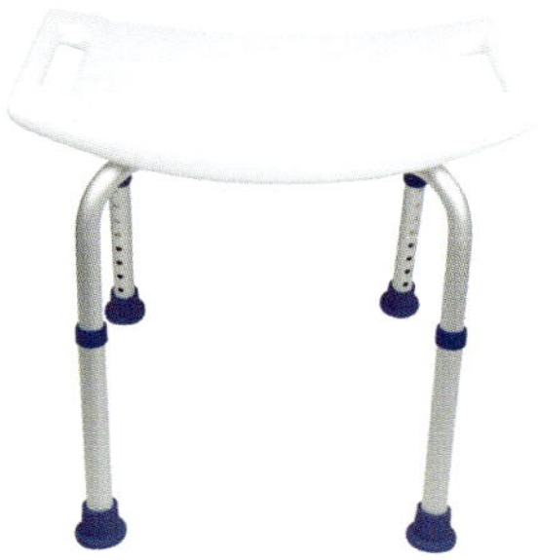

- **Duschstuhl:** Die Anwendung von Duschstühlen in der Praxis haben sich sehr bewährt. Beim Setzen und Aufstehen können die Armlehnen zum sicheren Abstützen genützt werden. Außerdem lädt die Rückenlehne zum Anlehnen während des Duschens ein. Duschstuhl ist mit vier Stufen höhenverstellbar.

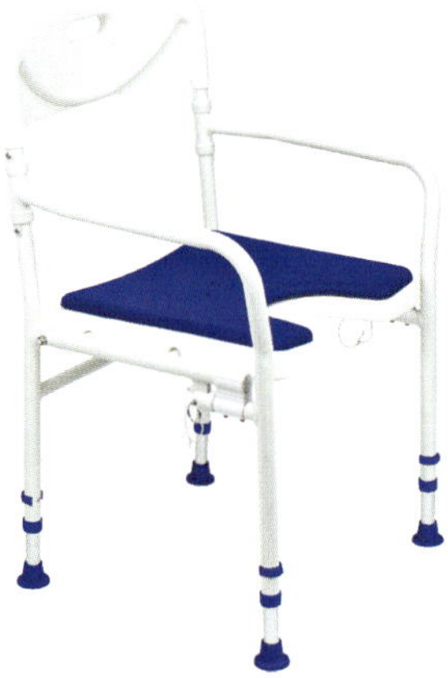

- **Verlängerte Haarbürste/verlängerter Kamm:** Durch eine Haarbürste bzw. ein Kamm mit einem verlängerten Stiel kann der gesamte Kopfbereich leichter erreicht werden. Die Griffe sind meist aus rutschfestem Material angefertigt.

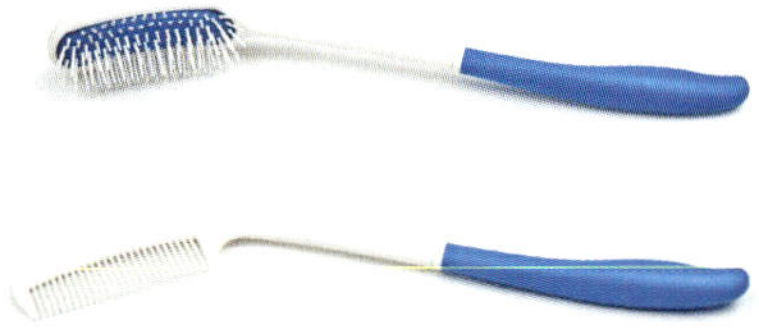

- **Nagelknipser/Nagelbürste mit Saugnäpfen:** Der Nagelknipser ist ein großer Plastikgriff angebracht, wodurch das Nägelschneiden erleichtert wird. Durch die angebrachten Saugnäpfe am Boden, bleiben die Utensilien während des Gebrauchs in Position.

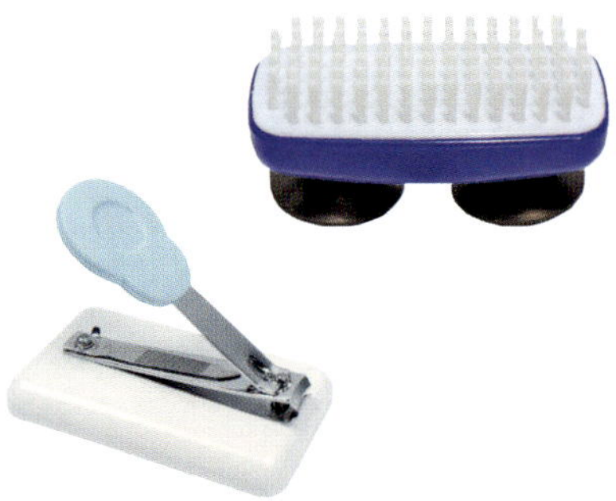

Weitere empfohlene Hilfsmittel in Bad und WC

- Sitzmöglichkeiten beim Waschbecken (siehe rutschfester Duschhocker vorherige Seite).

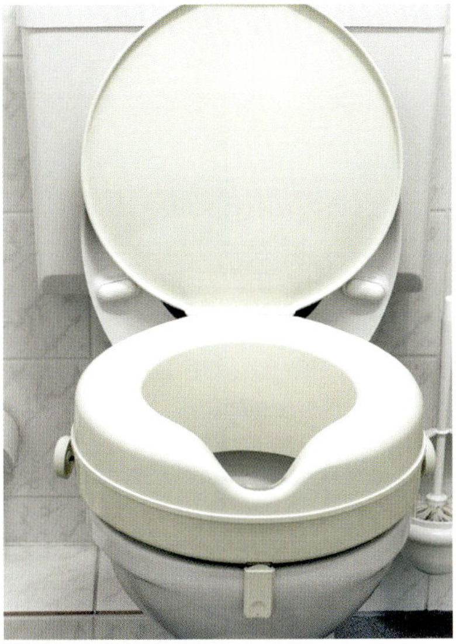

Toilettensitzerhöhung

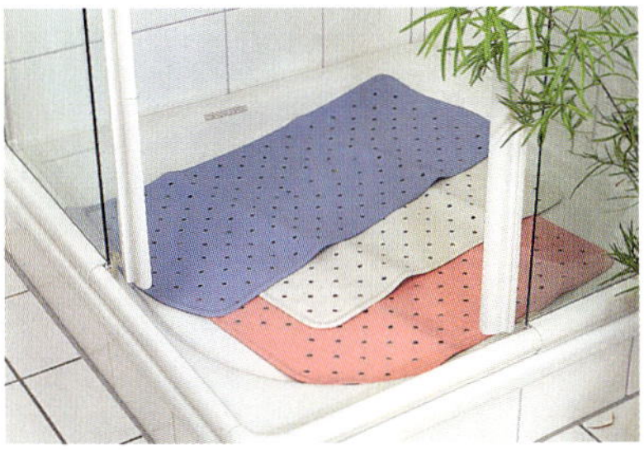

Anti-Rutsch-Matte für Dusche/Badewanne

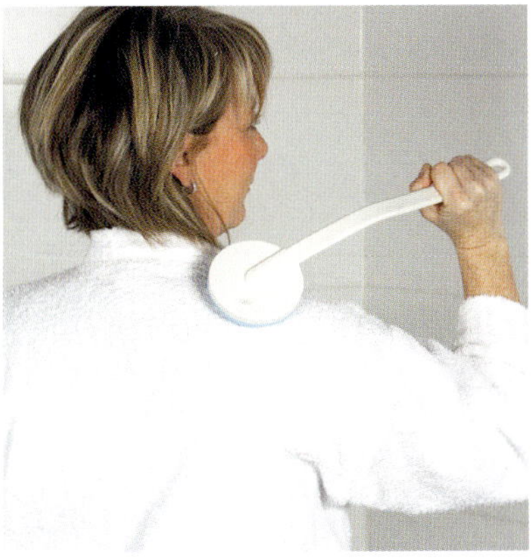

Rückenwaschhilfe um schwer erreichbare Körperregionen zu waschen (z. B. Rücken)

7.3 Hilfsmittel beim Anziehen

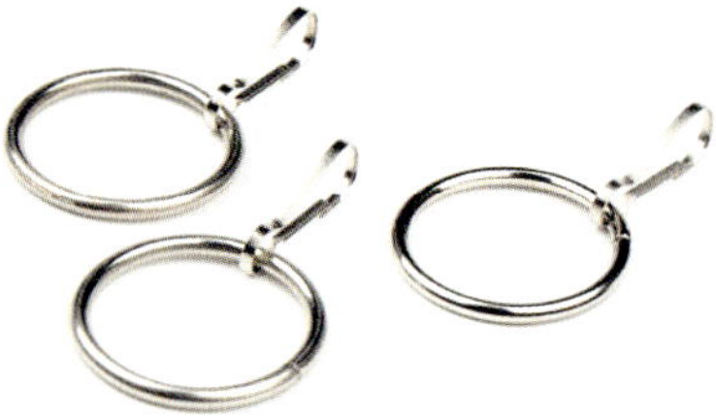

- **Reißverschlussring:** Ein normaler Schlüsselring wird an den Reißverschlusszuglaschen angebracht, um die Handhabung beim An- und Auskleiden zu vereinfachen.

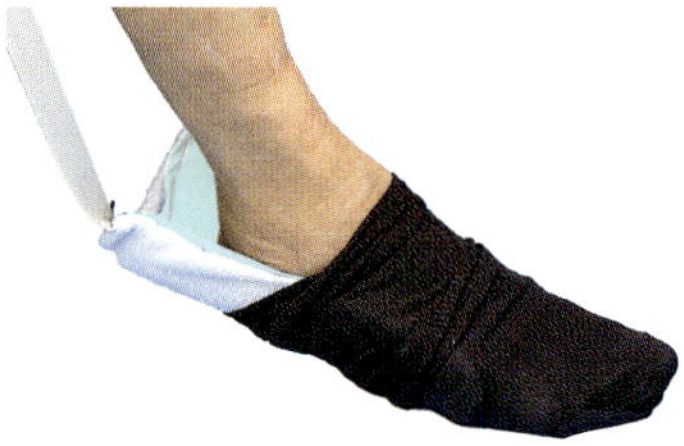

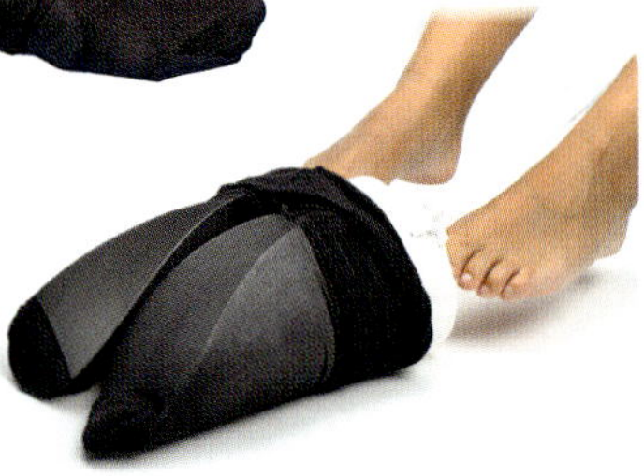

- **Socken- und Strumpfanzieher:** Wird von Patienten dann gerne verwendet, wenn sie morgens noch unsicher auf den Füßen sind, das Gleichgewicht im Stehen herabgesetzt ist oder die feinmotorischen Fähigkeiten eingeschränkt sind. Ein bequemeres An- und Ausziehen von Socken und Strumpfhosen wird möglich. Fragen Sie Ihre Ergotherapeutin nach einer kurzen Instruktion im Umgang mit diesem Hilfsmittel.

Weitere empfohlene Hilfsmittel beim Anziehen:

- Verlängerter Schuhlöffel

7.4 Hilfsmittel beim Essen und Trinken

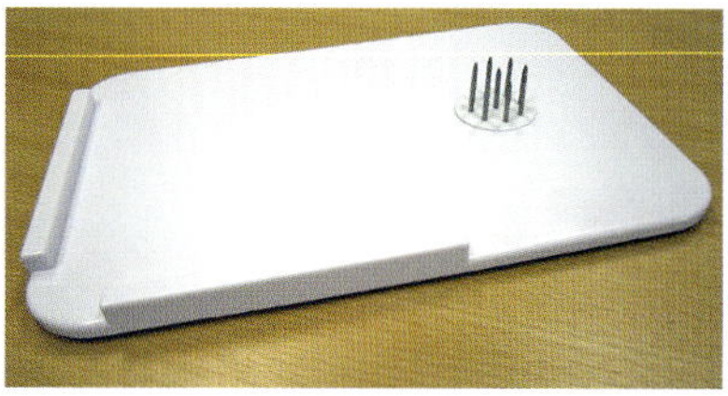

- **Schneidbrett mit Edelstahlstiften:** Das Schneidbrett ist mit Edelstahlstiften versehen, somit kann das Nahrungsmittel (z. B. eine Scheibe Brot) während der Zubereitung festgesteckt und fixiert werden.

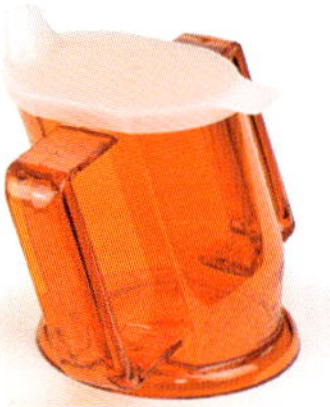

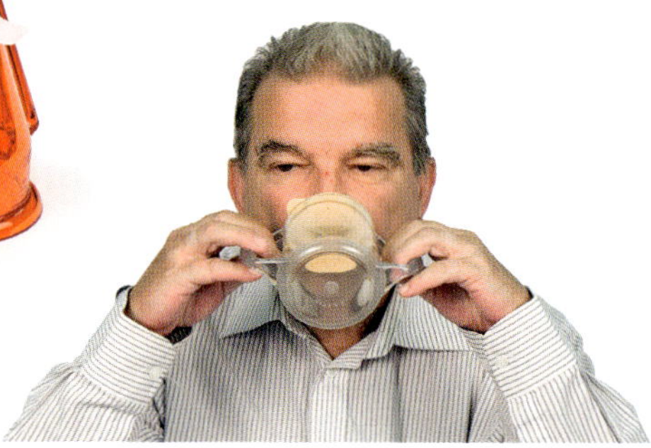

- **Becher mit 2 Handgriffen inkl. Deckel mit Trinktüllen:** Durch die beiden Handgriffe erhält der Patient eine bessere Stabilität beim Trinken. Ein Verschütten des Inhalts durch zitternde Hände wird verhindert.

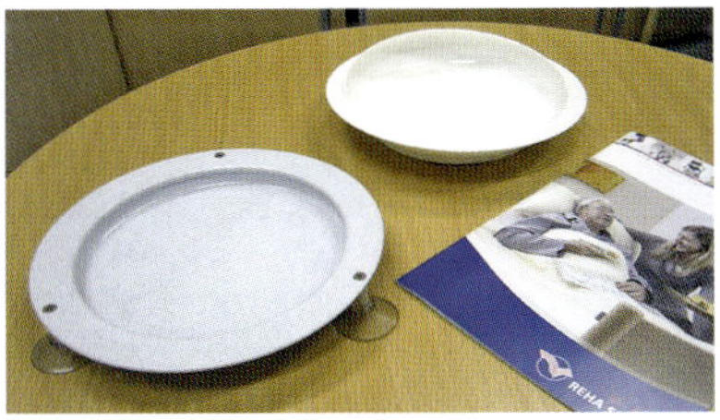

Schüssel und Teller mit Saugnapf: An der Basis sind Saugnäpfe angebracht, die das Wegrutschen während der Nahrungsaufnahme verhindern.

Weitere empfohlene Hilfsmittel zum Essen und Trinken

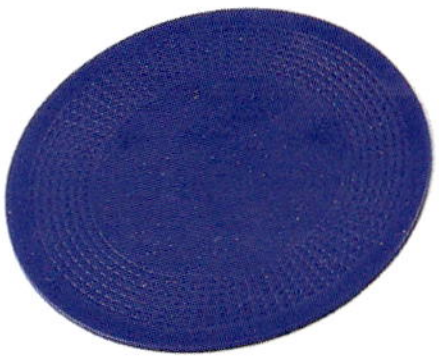

Anti-Slip-Unterlage Placemat

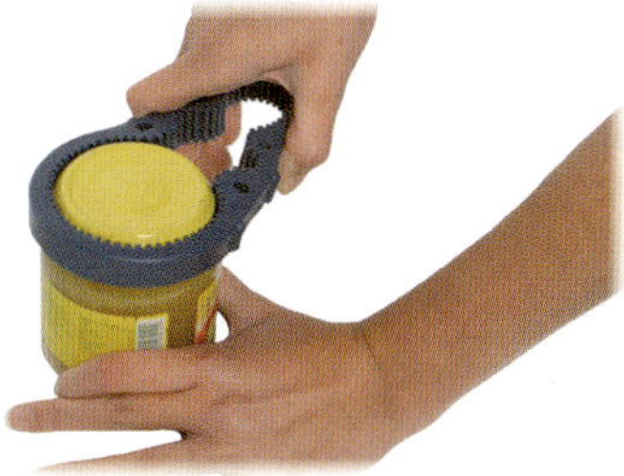

Gefäßöffner

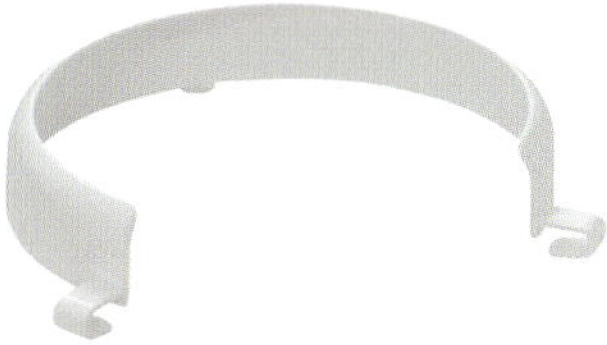

Teller mit hohem Rand

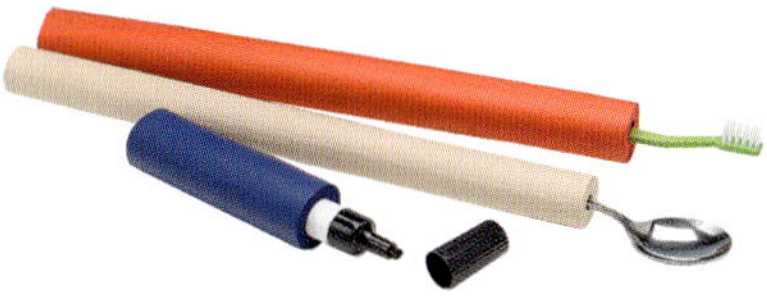

Griffverdickungen aus Schaumstoff

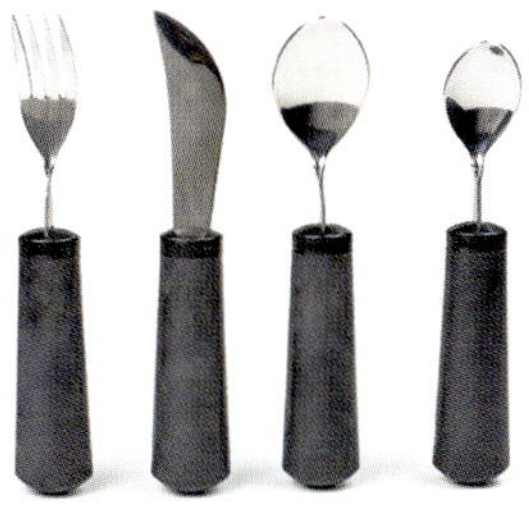

Besteck mit dicken oder schweren Griffen

- **Speziell:** Die Firma Vitility hat für Parkinsonpatienten ein spezielles Set (Becher, Teller, Besteck, Eierbecher, ...) für die Nahrungsaufnahme entwickelt. Das Besteck (Löffel, Gabel) ist im Schaft biegbar bzw. können die hohlen Handgriffe des Bestecks mit Gewicht (Sand) befüllt werden. Durch diese Option der Gewichtserhöhung kann dem Tremor (= Zittern) entgegengewirkt werden.

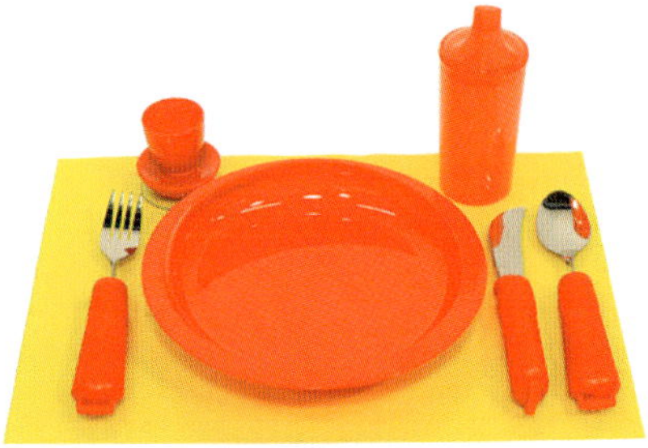

7.5 Weitere Hilfsmittel

- **Anti-Rutsch-Gitter unter die Teppiche:** Im Bauhandel meterweise erhältlich.

- **Rufhilfe über diverse Verbände:** Erkundigen Sie sich bei diversen Verbänden wie Rotes Kreuz, Samariterbund, Malteser etc. Das Ziel der Rufhilfe ist, im Notfall durch Betätigung eines Alarmknopfes Hilfe über eine zentrale Leitstelle (z. B. Rotes Kreuz) anzufordern. Die Rufhilfe kann wie eine Armbanduhr oder eine Halskette getragen werden, ein einfacher Druck auf den Alarmknopf reicht aus, um einen Notruf auszulösen. Der Patient erhält zwei Geräte: eine Basisstation (die sogenannte Heimstelle) und einen Alarmknopf, der entweder am Handgelenk (wie eine Armbanduhr) oder um den Hals (wie eine Halskette) getragen wird. Kommt es in der häuslichen Umgebung zu einem Sturz, wird über die Telefonleitung eine Verbindung zur Leitstelle des jeweiligen Verbandes hergestellt. Das dortige Personal kann auf einem Bildschirm ablesen, wer den Alarm ausgelöst hat. Eine Freisprecheinrichtung stellt eine Sprechverbindung mit dem Patienten her (unabhängig wo in der häuslichen Umgebung der Sturz passiert ist). Wenn keine Sprechverbindung mit dem Patienten möglich ist (auf Grund von Bewusstlosigkeit, etc.) werden sofortige Hilfsmaßnahmen organisiert. Auf Wunsch des Patienten kann bei dem jeweiligen Verband ein Wohnungsschlüssel deponiert werden. Die Rufhilfe gilt ausschließlich für den Einsatz im eigenen Wohnbereich, der Armbandsender ist wasserdicht. Für die Inbetriebnahme einer Rufhilfe sind technische Voraussetzungen erforderlich. (Telefon-Festnetzanschluss, PD3-Telefonsteckdose, Stromsteckdose (230 V) unmittelbar neben der Telefonsteckdose).

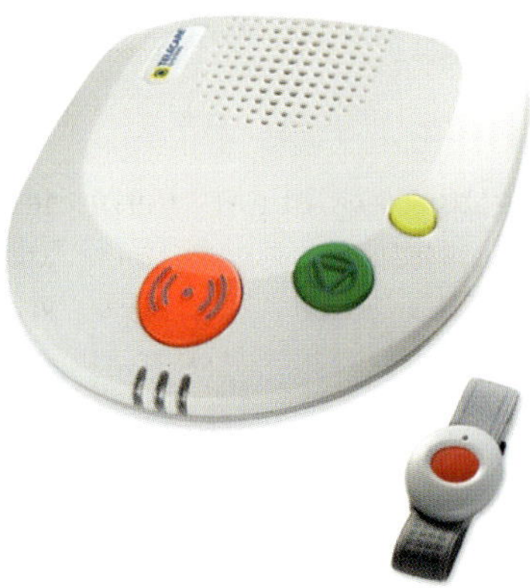

- **Markierungsstreifen an Treppen und an nicht entfernbaren Türschwellen:** Im Bauhandel erhältlich.

- **Hüftschutz (Hüftprotektor) (Hüftprotektor):** Der Hüftprotektor hilft Oberschenkelhalsbrüche, die in Folge eines Sturzes auftreten, durch eine Druckentlastung zu verhindern. Auch die Angst vor Stürzen kann durch das Tragen eines Hüftprotektors reduziert werden. Dennoch trägt der Hüftprotektor bei der Kleidung auf (außer im Sommer, wo ohnedies weitere Kleidung getragen wird). Von dem Prinzip her wird der Hüftprotektor wie eine zweite Unterhose getragen, die an- und ausgezogen werden muss. Aus hygienischen Gründen werden 2 Stück empfohlen, die Kosten von der Krankenkasse werden nur für einen Hüftprotektor übernommen. In unterschiedlichen Größen im Fachhandel erhältlich.

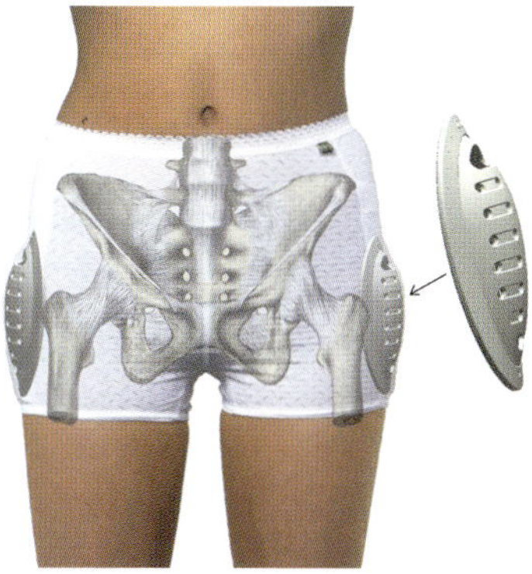

- **Körpergerechter Arbeitsstuhl mit eventuell verstellbarer Sitzfläche und Rückenlehne**

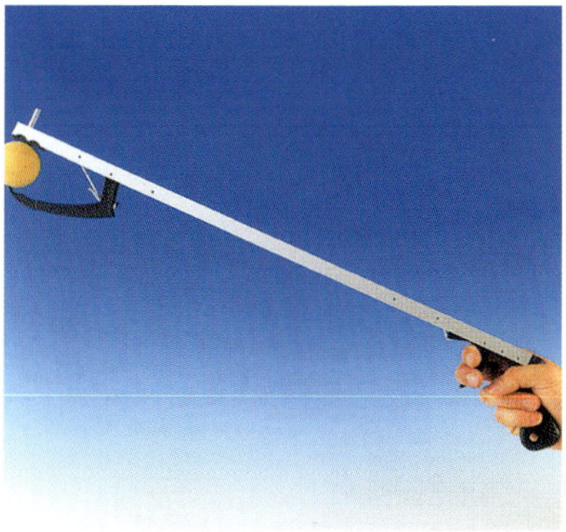

- **Greifzange:** Erhalten Sie ebenso im Fachhandel. Eine Greifzange wird besonders von älteren Menschen gerne verwendet, die Schwierigkeiten haben, sich zu bücken um kleinere Gegenstände vom Boden aufzuheben. Die Verwendung einer Greifzange ist auch bei eingeschränkter Feinmotorik empfehlenswert. Kleine Gegenstände können damit gleich vom Boden entfernt werden und werden nicht zu potentiellen Stolperfallen.

- **Bettumrandungen:** Verhindern das Herausfallen aus dem Bett und bieten Halt- und Unterstützung beim Zubettgehen und Aufstellen. Die Bettumrandungen werden beidseits zwischen Matratze und Bettboden montiert. Mit einem zusätzlichen Sicherheitsband wird die Bettumrandung am Bettrahmen befestigt.

- **Handfeger/Kehrschaufel mit langen/ausziehbaren Griffen**

- **Greifhilfen und Griffverdickungen**

8 Anhang

Dachverband Parkinson Selbsthilfe Österreich
www.parkinson-sh.at
Mobil: 0043(0)664-7822203
E-Mail: sekretariat@parkinson-sh.at

Deutsche Parkinson Vereinigung
http://www.parkinson-vereinigung.de

Informationsplattform für Parkinson
http://www.parkinson-web.de

Literaturhinweise

Buchbauer, J. & Kling, M. (2007). *Fit ab 50+: Fitness ist keine Frage des Alters.* Schorndorf: Hofmann.

Chen, H., Zhang, S.M., Schwarzschild, M.A., Hernán, M.A. & Ascherio, A. (2005). Physical activity and the risk of Parkinson disease. *Neurology, Feb 22;64*(4):664–9.

Hackney, M.E. & Earhart, G.M. (2008). Tai Chi improves Balance and Mobility in People with Parkinson Disease. *Gait Posture, 28* (3), 456–460.

Jansenberger, H. (2011). *Sturzprävention in Therapie und Training.* Stuttgart: Thieme.

Jansenberger, H. & Mairhofer J. (2012). *Hausaufgaben für sturzgefährdete Patienten.* Schorndorf: Hofmann.

Reuter, I. & Engelhardt, M. (2007). Sport und M. Parkinson. *Deutsche Zeitschrift für Sportmedizin,* Jahrgang 58, Nr. 5, 122–131.

Snijders, A.H., Nonnekes, J. & Bloem, B.R. (2010). Recent advances in the assessment and treatment of falls in Parkinson's disease. *F1000 medicine reports,* 2:76, (doi:10.3410/M2-76).

Van den Berg, F. & Wulf, D. (Hrsg.) (2008). *Angewandte Physiologie 6 – Alterungsprozesse und das Alter verstehen.* Stuttgart: Thieme.

Yousefi, B., Tadibi, V., Khoei, A.F. & Montazeri, A. (2009). Exercise therapy, quality of life, and activitis of daily living in patients with Parkinson Disease: a small scale quasi-randomised trial, BioMed Central, http://www.trialsjournal.com/content/10/1/67.

Ein Lesetipp

Buchbauer, J. & Kling, M. (2007). *Fit ab 50+: Fitness ist keine Frage des Alters.* Schorndorf: Hofmann.